北大口腔专家们给您的贴身指导

明明白白
去看牙

爱牙护牙
宝典
看牙治牙
秘籍

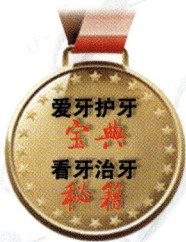

主编 刘　峰　王世明

编校 王　莹　许桐楷

编者（按姓氏笔画排序）：

马斐斐　王　莹　王月玲　王世明

王秀婧　王妙贞　文艺　田雨

师晓蕊　刘　峰　刘欣然　刘诗铭

许桐楷　李祎　杨坤　陈晓贤

贾惠梅　曹晓静　程亚丽　楚小玉

人民卫生出版社

PEOPLE'S MEDICAL PUBLISHING HOUSE

图书在版编目（CIP）数据

明明白白去看牙 / 刘峰，王世明主编 . —北京：人民卫生
出版社，2014
ISBN 978-7-117-19928-5

Ⅰ.①明… Ⅱ.①刘… ②王… Ⅲ.①牙–保健–基本知识
Ⅳ.①R78

中国版本图书馆 CIP 数据核字（2014）第 253801 号

人卫社官网	www.pmph.com	出版物查询，在线购书
人卫医学网	www.ipmph.com	医学考试辅导，医学数据库服务，医学教育资源，大众健康资讯

明明白白去看牙

主　　编：刘　峰　王世明
出版发行：人民卫生出版社（中继线 010-59780011）
地　　址：北京市朝阳区潘家园南里 19 号
邮　　编：100021
E - mail: pmph @ pmph.com
购书热线：010-59787592　010-59787584　010-65264830
印　　刷：北京盛通印刷股份有限公司
经　　销：新华书店
开　　本：710×1000　1/16　　印张：13.5　　插页：8
字　　数：175 千字
版　　次：2014 年 12 月第 1 版　2014 年 12 月第 1 版第 1 次印刷
标准书号：ISBN 978-7-117-19928-5/R·19929
定　　价：46.00 元
打击盗版举报电话：010-59787491　E-mail: WQ @ pmph.com
（凡属印装质量问题请与本社市场营销中心联系退换）

主编简介

刘　峰　主任医师，国内知名口腔美学修复专家，北京大学口腔医院门诊部副主任、门诊部培训中心主任、综合科主任，北京大学口腔医院教学质量管理委员会委员、中国整形美容协会口腔整形美容分会委员、中华医学会医学美学与美容分会青年委员、美国美容牙医学会（AACD）会员、欧洲美容牙科学会（ESCD）会员、日本美容齿科学会（JEAD）会员、国际计算机牙科学会（ISCD）认证国际培训师。

专业方向为口腔美容修复、种植修复、CAD/CAM修复、口腔色彩学、口腔临床摄影等方面。作为国内最早专注于口腔美学的专家之一，主编出版《口腔美学修复临床实战》、《美容口腔医学》、《美学修复牙体预备》、《北京市美容牙科主诊医师培训教材》等10余部具有专业影响力的专业著作和教材；担任《中华口腔医学杂志》等多种学术期刊的编委、审稿专家；在国内进行口腔美学专业讲座200余场，培训专业医师超过30 000人次。

长期致力于口腔健康知识的科学普及工作，在《时尚健康》《精品购物指南》《新保健》等报刊杂志发表数十篇口腔科普文章，2008年出版口腔科普书籍《美从牙开始》。

5

主编简介

王世明　主任医师，北京大学口腔医院门诊部主任，北京市老年康复医学研究会常务理事，北京市医疗事故鉴定委员会专家，北京市海淀区医疗事故鉴定委员会专家，北京大学口腔医学院医疗监管领导小组副组长。1977年于北京医学院口腔系毕业后留校，1991年赴意大利留学访问，曾长期负责首长、外宾口腔医疗保健工作，工作态度严谨，从医三十余年，无任何医疗差错，发表口腔医学论文数十篇，多次获得北京大学医学部优秀共产党员、优秀科主任称号，具有高尚的医德和精湛的医术，获得无数患者的好评。

有一口好牙真好

梁晓声

亲爱的读友：

我是写作者梁晓声——如果我的名字使你们困惑了，那我还是首先承认的好。

并且，我声明如下：

第一，我没有收过参与写作此书的任何一位牙医作者一分钱；

第二，除了此书的主编之一刘峰医生，其他作者我概不认识；

第三，刘峰也不是我的亲朋好友。

我写此序完全出于自愿，亦怀感激之情。

这就得从牙齿和我本人的关系说起了。

我出生于哈尔滨。从前，东北的孩子冬季爱玩爬犁——大约在我小学三年级时，一次玩爬犁撞了树，几乎一排门牙全撞松了，当时却一颗未掉，不久又长牢了，然而七扭八歪。

这使以后的我不爱笑了。

当年普通百姓之家日子过得都很紧迫，几乎只有大人们才刷牙，小孩子根本没有天天刷牙保护牙齿的意识。即使很爱儿女的百姓之家的父母，往往也爱不到小儿女的牙齿方面去。

所以呢，我是上了初中才开始刷牙的，而且也不天天刷牙，用的是廉价的牙粉。

我想，我后来牙齿不好，与小时候很少刷牙肯定有些原因。

下乡后的我有了吸烟的坏习惯。

结果呢，四十五岁才过，就经常牙疼；五十五岁以后，牙周炎成了我的口腔固疾。到了去年，仅剩两颗上牙了，还是松动的。

这使我更不愿笑了，吃饭也大成问题，营养不良，体质每况日下。

我的牙齿状况成了一位热心的朋友的一桩心病——今年春节后，他隔几日一次电话，强烈督促着要带我去看牙。

于是呢，我就认识了刘峰医生。

按我自己的想法是，拔掉那两颗已然有一点松动的上牙，装一整副带托的上牙——可以随时戴上随时取下的那种。

刘医生认真检查了我的牙龈情况，得出一个令我特沮丧的结论——由于我的牙槽骨天生外突，高低不平，那么一副我希望省事完成的上牙并不那么容易，效果也不会太好。

这可怎么办呢？

刘峰医生建议我植牙。

其实每一位为我治过牙病的医生都这么建议过，但我对植牙极为忐忑。

只剩下了植牙一种解决吃饭问题的方法，再害怕也得面对现实啊！

于是有一天我就接受了刘峰医生为我进行的第一项植牙手术——在牙骨上首先钻了六个孔洞，把小钢牙根拧进去。这说起来听起来似乎有点儿恐怖，却总共却仅用了两个小时多一点儿的时间就顺利完成了，而且我没有任何痛苦的感觉。

当时我还问："都完成了？"

刘峰医生说："是啊，一次性完成。"

也许我是最幸运的病人——手术过后竟一点儿都没发生水肿。

普通情况是三个月后进行义齿修复，因为我的术后愈合情况好，加之选用的是很好的种植体，七十几天后就将义齿安装上了。植六颗、挂四颗、加原有的两颗，现在我又有了十二颗上牙。左右有义齿排列着分担力量，原有的两颗牙也不觉松动了。

对于我，美观不美观不在考虑之中，解决吃饭问题才是大事。现在，这头等大事终于圆满解决了，别人吃得的，我都吃得了。而且，据朋友们说——我爱笑了，年轻了。

胖了，自然就年轻了点儿。

大苦恼解除了，自然也比较爱笑了。

所以呢，我是自愿地借写这篇序的机会，向受牙病折磨的人们宣传植牙这一种先进的方法。

但是读者诸君切莫以为，此书写的完全是关于植牙的内容。

你们接着看看目录就会知道——这是一本关于牙齿的大百科式的书籍。我要写序，自然已经通读了。读过之后的第一感觉是——实话实说，竟很郁闷。

对每一个人都特别重要的这一本书，我从少年时就能读到该有多好啊！

转而又想，那又怎样呢？几十年前的大多数中国人，根本不可能对自己的牙齿有如此周到的爱护意识啊！

我认为，人类爱护牙齿，重视牙齿保健意识的有无，乃是以社会经济发展水平与大众对牙齿重要性的知识程度为前提的。

第一个前提，在中国早已今非昔比。几乎任何一个不爱惜自己牙齿的人，若再以舍不得钱买牙膏来说事儿是不能成为理由的了。

第二个前提，却仍大有进行知识普及的必要性。正如这一本书中所写到的，大多数人对于自己的牙齿还是所知甚少。

权威而正确的普及工作，当然应由专业的一流的牙科医生们来进行。

刘峰们便是这样的牙科医生。

我认为他们写此书是做了一件有益于每一个中国人的事。

我当然要对他们有所支持啰！

我希望许许多多人都能读到这一本书；

牙齿不好的人当然最应读。读了就会知道自己的牙齿为什么不好了？怎样治疗更有利，于是与医生容易达成共识；

牙齿挺好的人也应该读。读了，可将牙齿保健知识讲给亲人朋友们听；

爱孩子们的父母也应为儿女们读此书；

爱父母的儿女们应为受牙病折磨的父母买此书；

一言以蔽之，读此书是能使人少受牙病之苦，少为医牙破费。

故写此序。

梁晓声

2014 年 9 月 10 日

于北京

来自临床一线的科普知识

郭传瑸

自古以来，牙齿就是人们审美的一项标准。古人形容美人为"明眸皓齿，齿如编贝"，一口美丽的牙齿才能让人"巧笑倩兮，美目盼兮"。为了一口好牙齿，古人可是用尽了各种办法：用手指刷牙、用杨柳枝儿剔牙、用盐水漱口、用茶水洗……

牙是机体的重要器官。牙齿健康不仅关系到全身健康的诸多方面，同时也是现代人健康与文明的标志。牙齿一旦出现问题，将会对人们的正常生活造成极大的影响。第三次全国口腔健康流行病学调查显示，我国 5 岁儿童乳牙患龋率为 66%，中年人和老年人患龋率分别为 88.1% 和 98.4%。这些数据表明，我国居民的口腔健康状况仍非常不容乐观。随着人民生活水平的提高，人们对口腔疾病越来越重视，13 亿人民群众对口腔医疗卫生服务的需求日益提高。

为了在公众中进行牙病防治知识的普及教育，增强口腔健康观念和自我口腔保健的意识，卫生部、教委等部委联合签署，确定每年的 9 月 20 日为"全国爱牙日"。对于口腔知识的传播并不能仅限于一年的某一段时间，而需要让广大人民群众获得有效的科普知识，从而真正做到"知牙、护牙、爱牙"。正是在这样的背景下，该书的作者们

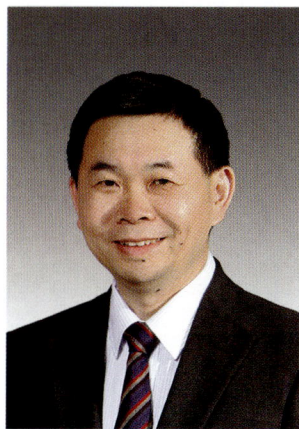

13

编写了《明明白白去看牙》。

该书分为两大部分，前一部分（第1~4章）从牙齿的重要性、牙齿结构、口腔健康的概念、爱护牙齿的具体方法、口腔疾病的临床表现、口腔医疗机构的选择（专科医院、综合医院口腔科、口腔连锁医疗机构），以及口腔专科医院内的亚专科等方面做了相应介绍。而后一部分（第5~13章）主要针对患者们常见的所需要处理的口腔疾病，结合相应的临床特点，采用通俗易懂的语言，深入浅出地进行了阐述。这样通俗、实用、有效的书籍，让对口腔知识感兴趣的患者可以经过阅读获得相应的口腔知识，提高口腔保健水平，达到"好用牙，用好牙"的目的。

该书的作者们都是北京大学口腔医院常年工作在临床一线的中青年业务骨干，所从事的专业涵盖了口腔医学里的各个亚学科。他们在临床工作中接触了非常多的患者，因此最为了解患者迫切需要掌握的知识，他们结合各自的经验和体会，比较系统、全面地介绍了口腔保健及相关治疗的科普知识。这本书的内容不仅对口腔患者有较为实用的价值，也可以作为口腔医学毕业生进入临床工作初期的辅导读物，帮助他们了解临床工作中与患者沟通时最需要掌握的知识，进而提高与患者沟通的能力。相信本书的出版一定有助于推广口腔科普知识，也会对口腔健康事业的发展起到积极的作用。

北京大学口腔医院·院长

郭传瑸

2014 年 8 月 30 日

随着生活水平的提高，人们越来越重视口腔健康，越来越多的人开始有了定期看牙医、早期检查处理牙齿疾病的意识，我国人民的口腔健康状况与十几年前相比，已经有了明显的改善。

但是，看牙对于很多朋友来说可能仍然是一件很可怕、很痛苦的事情，也有很多人因为害怕而"讳疾忌医"，耽误了牙病的治疗，把本来很容易治疗的小问题，拖成了治疗难度大、痛苦也大的大问题。

对于我们医生来讲，其实非常希望给大家更多爱牙护牙的知识，也非常希望给大家一些看牙相关的知识、常识，让大家学会看牙，懂得如何与牙医沟通、打交道，不再害怕看牙。牙病，说到底，就是越早治疗，越好治疗，痛苦越少，当然了，花费也就越少！

本书包含了一般口腔健康科普图书的常规内容，为您提供了很多对牙齿进行健康维护的方法和窍门。不过，我们并不希望您看了这本书，就自己诊断牙病，甚至上网找一些偏方来自己治疗，那通常不会解决问题，因为绝大部分牙病是需要专业的牙医动手操作才能处理好的。

本书最重要的内容是指导您如何顺利看牙医，包括怎样选择医疗机构、怎样找到好牙医、看牙医之前应该注意些什么、医生的治疗过程大致是什么样的、一些常规的治疗效果会是怎么样……希望您看过此书后，不再畏惧看牙，而是客观、理性地看待自己的牙齿，和牙医一起，共同维护好您的牙齿健康，提高您的生活质量！

本书的所有作者均来自于北京大学口腔医院的一线临床医生，作者们在本专业内均具有充足的临床经验，对自己所在专业具有一定的思考，同时结合了大量临床上就诊者经常提出的问题，因此文字非常具有实用性，相信会为广大读者提供非常实际的帮助。

目　录

第三章

第四章

第六章

第七章

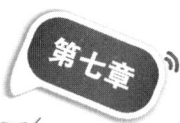

第八章

第十二章

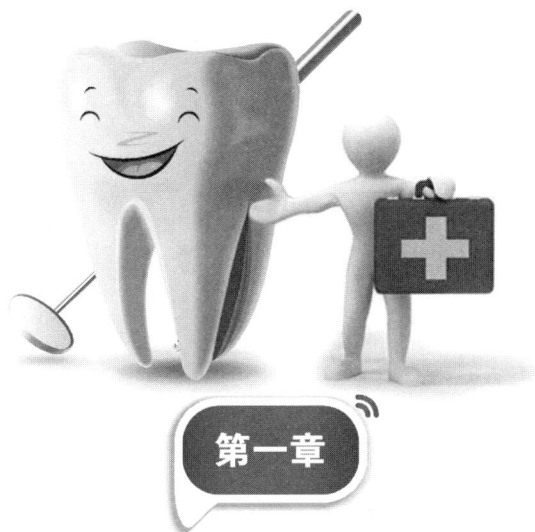

第一章

健康的牙齿是您一生的财富

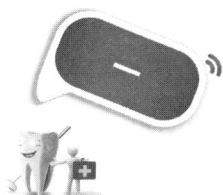

告诉你牙齿有多重要

牙齿重要吗？

牙齿真的那么重要吗？

我们有那么多的牙齿，有点儿问题是不是没什么关系呢？

作为专业的口腔医师，我们负责任地回答您：牙齿重要，牙齿真的非常重要！虽然我们有很多的牙齿，但是每一颗牙齿都值得您格外珍惜。

前些年电视里有一个牙膏的广告，一个健硕的邻居大叔高高兴兴地说"牙好，胃口就好，吃嘛嘛香，身体倍儿棒！"

这句广告词通俗易懂，深入人心。在那个年代，那种牙膏非常畅销，和这个广告的成功关系密切。感谢这一则广告，让很多老百姓开始重视刷牙，同时初步建立了这个意识：牙齿的健康和全身健康具有紧密的联系。

有效咀嚼为消化系统提供优质原材料

古人云：食色，性也。

不可否认，吃饭，是人类生存的第一需要。作为一个现代人，我们可以有很多的生活层面、精神层面的高级追求。但作为一个自然人，为了维持自己身体的基本功能，每一个人都难以忽略进食的重要性。没有一日三餐的能量和营养供给，人类的其他一切活动就都失去了物质基础。

健康的牙齿，是人类正常进食的基本保障。牙齿的充分咀嚼，是为消化系统做好原料准备的重要步骤。

我们小的时候，父母都曾经告诉我们吃饭要"细嚼慢咽"，这是非常有道理的。食物进入口腔后，经过牙齿的有效碾压、研磨、细细的咀嚼，可以让食物被充分地转变为小颗粒状和糊状，和唾液充分混合，一方面形成利于吞咽的食团，保证食物能够顺利地进入消化道，另一方面，唾液中的各种酶类可以在第一时间对食物成分进行作用，对食物的消化实际上在吞咽之前就已经开始！

经过有效咀嚼的食物成为易于被消化系统接受的优质原材料，可以在很大程度上减轻胃肠等消化器官的压力，提高全身消化吸收的能力，这对于每一个人都是非常重要的，尤其是中老年人，健康的牙齿是身体健康的重要保证。

很多中老年人感到消化功能退化，很多东西不敢吃，这有可能确实是胃肠功能减弱，但也有可能就是因为牙齿健康状况不佳，不能形成对食物的有效咀嚼；即使真是胃肠功能问题，也有可能就是由于长期的咀嚼能力下降导致胃肠消化压力过大，才形成的消化功能问题。

反过来讲，临床上也有不少中老年患者，在经过系统的牙齿治疗，恢复了牙齿的咀嚼功能后，不仅可以进食更多种类的食品，极大地满足了心理需求，同时胃肠功能也慢慢得到改善，身体健康状况自然获得了大幅度的提高，生活质量也获得了明显提升。

可以毫不夸张地说，牙齿的健康是每一个人优质生活质量的重要基础。

美丽自信从牙齿开始

牙齿健康不仅是健康问题，还和人的外貌、自信密不可分。

"明眸皓齿"、"唇齿相依"这些古语我们经常能够听到，完整、健康、整齐的牙齿是口唇、面部容貌的重要组成部分，是美丽微笑的重要基础，这一点我们的古人就有着深刻的认识。

在现代社会，微笑更加重要，每一个人、每天都要向别人展示自己的微笑。完美的微笑，会带来迷人的魅力。微笑是良好心境的表现，说明心地平和，心情愉快；微笑是善待人生、乐观处世的表现，说明心里充满了阳光；微笑是自信心的表现，说明对自己的魅力和能力抱有积极和肯定的态度；微笑是内心真诚友善的自然表露，说明心地的坦荡和善良；微笑还可以表现出乐业敬业的精神。微笑给他人以美感，给自己以轻松。微笑是无声的问候，播下友谊的良种；微笑是有形的雨丝，滋润众人的心灵。

牙列的完整与整齐、牙齿的清洁与健康，是美丽微笑的重要组成部分。牙齿的缺失、形态的缺损、颜色的缺陷、不佳的卫生、不良的气味，都会给微笑大打折扣，影响他人对自己的印象，甚至成为影响与他人顺利沟通的不良因素。

健康的牙齿有助于和他人沟通，还体现在牙齿是言语表达的重要

3

工具。很多发音都需要牙齿的协助，当牙齿缺失、缺损时，很多发音都无法顺利完成，比如"斯"、"谷"、"她"等。尤其是前牙缺损时，很多人会感觉到说话"漏风"，这种感受会明显影响和他人沟通时的自信感。

从古至今都有一种说法，门牙有缝会"漏财"，因此很多人会很重视大门牙，有问题会及时处理。这种说法从"唯心"的角度讲是否有道理我们不妄加评论，从"唯物"的角度讲，我们觉得就是因为大门牙对于美观和发音的影响都太大了，如果出现缺陷，会在很大程度上影响自信心以及和别人的交流，间接可能会影响到社会交流活动，也就影响到"财源"。

在现代社会，牙齿健康是全身健康的影响因素，同样是每一个人健康自信的重要基础。

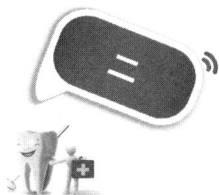

珍惜一生中的两副牙齿

人的一生有两副牙齿——乳牙和恒牙。乳牙在婴儿 6 个月时开始萌出，一般在两岁半到三岁间全部萌出；乳牙在六岁至七岁时开始脱落，逐渐被恒牙所代替，恒牙直到十二至十三岁期间完全萌出，之后这副牙齿就将伴随你的一生。那么我们来算一笔账：按照现代人的平均寿命算来，恒牙在人体内需要使用六十到七十年，这一辈子都要靠它们来吃饭，这么一副人体自带的重要工具，怎么能不去认真地保护、珍惜？那么有人就会问：乳牙就用那么几年，坏了也无所谓吧，用不着那么紧张了吧？如果你这么想，那就大错而特错了！对于一个小孩，乳牙一般使用五到十年，虽然最终都会脱落，但它们发挥作用的这几年是孩子生长发育最重要的时期，良好的乳牙功能是保证儿童青少年身体发育的重要基础，并且严重的乳牙疾病会影响到后续萌出的恒牙的健康，因此乳牙同样值得我们认真地保护和珍惜。

乳牙，身体生长发育的帮手

乳牙，俗称奶牙，总共有 20 颗（图 1-1）。一般来说婴儿在 6 月大时萌出第一颗乳牙，2.5 到 3 岁时 20 颗乳牙完全萌出。

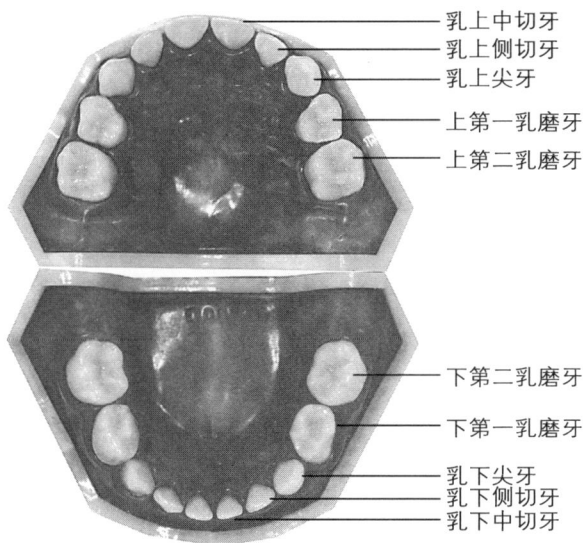

乳上中切牙
乳上侧切牙
乳上尖牙
上第一乳磨牙
上第二乳磨牙

下第二乳磨牙
下第一乳磨牙
乳下尖牙
乳下侧切牙
乳下中切牙

▲图 1-1　乳牙列

自 6~7 岁至 12~13 岁，乳牙逐渐脱落，恒牙萌出。由此可以算出乳牙在嘴里的时间短则 5~6 年，长的可达 10 年左右。乳牙存在的这段时间，正是儿童全身及面部发育的重要阶段，因此乳牙作为儿童的最主要咀嚼器官，对儿童的全身生长发育有着巨大的作用。乳前牙像刀刃一样切断食物，后牙像杵臼一样将食物磨碎，利于消化道对营养的吸收。

5

乳牙对食物消化和营养吸收极为重要。有些孩子口内很多颗乳牙长了虫牙，一咬东西就疼，所以不敢用力嚼东西，食物还没嚼碎就囫囵吞下去，必然影响肠道的营养吸收，有的孩子甚至形成比同龄孩子瘦小的体型。

孩子长虫牙的年龄越小，虫牙对身体的影响越大。有的孩子还不到2周岁，乳前牙就只剩下一小截黑黑的牙根了，有的家长戏称为"蚂蚁牙"。而恒前牙也就是人们口中常说的"门牙"，要7岁以后才能长出来。想象一下，这个孩子有整整5年的时间无法用前牙切咬食物，无法啃苹果，甚至无法咬断一根面条，这对于儿童的生长发育会有多么严重的影响！而且还会有说话"漏风"，咬字不清等问题，造成人际交流上的障碍，这在很大程度上也会影响儿童的心理健康。

在最应该健康漂亮的孩童时期，乳牙是每个孩子身体和心理发育的重要帮手。每当听到有家长坚定地说："反正是要换掉的牙齿，不用治了！"作为专业的牙科医生，我们都会感到很悲哀，为孩子感到可惜。作为家长的您，一定要了解科学的口腔健康意识，看管好孩子的牙齿，让孩子的身体和心理健康的成长。

恒牙，一生幸福的伴侣

人类一生只换一次牙，乳牙脱落后长出的牙齿即是恒牙，顾名思义为不再有机会被替换的"永恒"的牙齿，所以每个人都应该保护好这副伴随他（她）一生的牙齿。

有一个问题必须强调：乳牙只有二十颗，见图1-1。而恒牙有28~32颗，见图1-2，这就意味着，有8~12颗牙一长出来就是"恒牙"，不再更换了，这些牙齿更需要认真保护。他们所在的位置是从前面正中间往后数的第六颗和以后的牙齿，一般在6岁以后就有可能陆续长

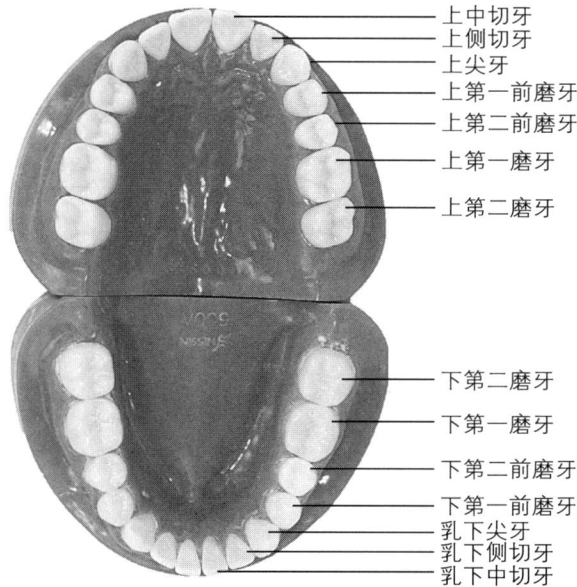

▲图 1-2 恒牙列

出来，被称为"六龄齿"。很多家长和孩子不太清楚这一点，以为这些牙也是乳牙，坏一点也没事就不去治，结果这些牙很快就坏得特别严重，甚至必须拔除，给孩子一生的口腔健康留下了隐患。

恒牙要伴随我们几乎一生的时间，我们想让恒牙更好地、更长时间地服务我们，就需要像维护汽车一样，必须对恒牙进行日常维护和保养，出现问题就要及时修理，避免发展成为更严重的问题。如果恒牙保护得当，可以陪伴我们终生。如果问一个经常牙疼的人"你幸福吗？"一般不会有人说"我很幸福"。他们在看牙医的时候往往表情痛苦、情绪低落。而在临床中我们有时会遇到另一些患者非常骄傲、满面笑容地说："医生，我的牙很好，从来不疼，我就是来定期检查维护的。"看看，这是多么不同的两种生活状态！

牙齿已被发达国家的人们视为身份和生活态度的外在表现，《今日美国》曾发表过一份报告，美国人平均每年花费 1000~1500 美元用于牙齿保健，他们已经把牙齿健康当成是文明的象征，对牙齿的厚爱已经形成了一种文化。近年来国人对牙齿的注重程度也日益增加，许多人养成了定期做牙齿检查的习惯，这是非常可喜的现象，这说明我国人民的生活水平、文明程度都有了大幅度的提高。

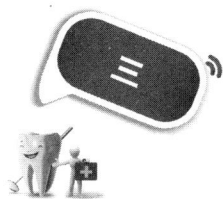

爱护牙齿从了解它们开始

我有多少颗牙？它们都叫啥？它们都长什么样？这些常识可以帮助每个人学习如何保护牙齿，了解牙齿可能存在的问题。当牙齿真的有问题需要看牙医时，也可以和医生更好的沟通，自己也不会因为不了解情况而紧张，更有利于疾病的治疗。

牙齿数目虽多，每一颗都很珍贵

如果没有先天缺牙、也没拔过牙，正常情况下每人有 28 颗恒牙（不包括智齿），是人体器官中数目最多的结构之一。这些牙在我们嘴里排成一列称为牙列，牙列完整才能最高效率地咬嚼食物，所以每一颗牙都很珍贵。哪怕你只缺了一颗牙，你的牙列也不完整了。缺失牙两边的牙以及对颌牙都会随着这颗牙的缺失发生改变，并且还会逐渐波及更多的牙齿，慢慢影响你的咀嚼，这种改变会在不知不觉中影响我们的健康。

如果因为严重的问题必须拔牙，或者牙齿先天缺失，只能用义齿（就是假牙）来修复。假牙有很多种，各种假牙的功能效果差异很大，但即使是目前相较而言"最完美"的种植牙，也不能达到与真牙一模一样的功能。所以，保留住健康的真牙是非常重要的。

需要注意的是，智齿，也叫立事牙，它是一个特殊情况。智齿指从前面中间往后数的第八颗牙。人类从古猿进化到现代人，颌骨变得越来越小，智齿的存在空间也在减少。现代人的智齿可以分为以下四种情况：第一，根本就没有智齿，不需任何治疗；第二，虽然有智齿，但埋在骨头里没长出来，对其他牙齿和口腔健康没有任何影响，也不需要处理；第三，有智齿而且位置长得正，可以正常使用，还是不需要处理；第四，这是最不幸运的一种情况：就是第八颗牙长出来了，但是位置不正，造成塞牙、虫牙、牙周发炎、剧烈肿痛等问题，这时，我们就应该毫不犹豫地把智齿拔掉，以免拐带坏了前面的好牙。

每个牙齿都有自己的名字和昵称（见图1-1、1-2）

了解每个牙齿的名字　"为了能更好地了解自己的牙齿，更好地和别人沟通，我是不是应该知道每颗牙都叫啥呢？比如去医院看牙时就能听懂医生说的切牙、尖牙、磨牙是指的哪颗牙。"没错！每颗牙齿都非常珍贵并且不可替代，他们都有自己的名字。

切牙与门牙：上、下牙最靠中间的4颗牙称为"切牙"，共8颗。它们呈铲形、负责切断食物，根据位置又分为上中切牙、上侧切牙、下中切牙及下侧切牙各2颗，俗称"门牙"。

尖牙与犬牙：侧切牙往后、在口角处的牙叫"尖牙"，上下左右共4颗，锥形，能刺穿和撕咬食物，俗称"犬牙"，排列不齐突出的尖牙也称为"虎牙"。切牙与尖牙统称为前牙。

前磨牙：尖牙再往里像小花蕾一样的牙齿为"前磨牙"，按前后顺序称第一前磨牙和第二前磨牙，上下左右共8颗，协助前后牙齿发挥作用。

磨牙：第二前磨牙再往里、位于牙列最后、面积最大并呈方形的牙齿称"磨牙"，按前后顺序也分为第一磨牙、第二磨牙，负责研磨食物，俗称"后槽牙"。前磨牙和磨牙位于口角之后，故统称为"后牙"。

智齿：一些人会有第三磨牙，也就是俗称的"智齿"，具体生长情况因人而异。当然，实际上有没有第三磨牙与有没有智慧是完全没有关系的。

牙齿的基本结构（树与牙） 人体有解剖结构，牙齿也是一样的。牙的基本结构包括牙冠、牙根及牙颈三部分。

牙冠大部分显露于口腔，也就是张开嘴时我们自己能看到的牙齿部分；牙根埋于牙槽骨中，是牙齿的支持部分。牙冠与牙根的关系就像是树干与树根的关系，树根（牙根）深埋在地下，土壤（牙槽骨）包绕树根（牙根），使树根（牙根）能支撑高大的树干（牙冠）。牙冠与牙根交界处的弧形曲线医学上称为牙颈。

如果把牙齿纵向剖开，可以见到牙齿由三层硬组织和一层软组织组成。釉质是构成牙冠表层、半透明的白色硬组织，是牙体组织中、也是全身组织中高度钙化的最坚硬的组织；牙骨质是构成牙根表层、色泽较黄的硬组织；牙本质是构成牙体的主要部分，位于釉质和牙骨质的内层，不如釉质坚硬；在牙本质内层有一空腔，冠部称为髓腔，根部称为根管；牙髓是充满这一空腔的软组织，内含血管、神经和淋巴，俗称为"牙神经"（图 1-3）。

🦷 牙齿健康的标准

牙齿健康四要素 什么样的牙齿是健康的呢？怎么判断我的牙健不健康？对照以下四个要素，来检验一下你的牙齿吧。

健康的牙齿需要符合以下 4 个标准：

形状、颜色正常；

排列整齐；

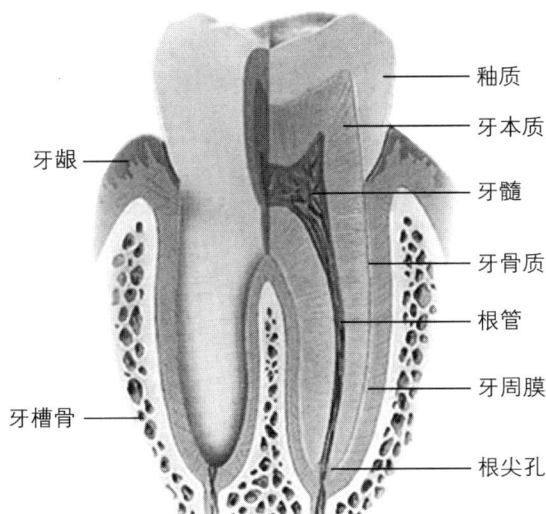

釉质
牙本质
牙龈
牙髓
牙骨质
根管
牙周膜
牙槽骨
根尖孔

▲图 1-3　牙齿的结构

没有蛀牙、牙周炎等口腔疾患；

上下牙的咬合关系正常。

符合这 4 个条件就可以认为是健康美观的牙齿。其实呢，牙齿是否健康是可以在家自我检查的，当你洗漱时不妨按照以下几方面检查一下，看看自己的牙有没有问题：

刷牙时牙刷毛是否粘有血迹；

咀嚼食物时食物上是否有血迹，如苹果、雪糕；

照镜子看看是否有牙龈发红或肿胀；

牙齿是否有松动，咬物无力，牙根暴露；

手掌放在嘴前哈气，闻是否有口气或口臭，也可以让家人帮忙判断（不要在刚刷牙后进行）；

是否能看到牙结石和牙渍，尤其下前牙内侧；

对着镜子看牙的每个面是否有蛀牙，典型症状就是变色；

有无进食冷热酸甜时牙疼，或自发性牙疼或夜间牙疼。

一旦发现自己的牙齿出现以上的症状，就应该尽快到口腔专科医生那里寻求帮助，进行专业的检查和治疗。

当然，口腔内很多隐蔽的问题比如邻面龋、咬合关系异常等，仅凭自我检查还是很难发现的，专业的口腔医生也要借助检查工具、放射检查等手段才能及时发现。因此，除了经常进行自我检查以外，建议大家每半年至一年就应该找牙医进行一次检查，以便尽早发现问题、尽早治疗，这是最有效的减少牙齿治疗痛苦和费用的方法。

世界卫生组织（WHO）口腔健康标准和"8020"计划　口腔健康不单纯是牙齿健康，它还包括牙龈、牙周、口腔黏膜的健康，世界卫生组织（WHO）制订的牙齿健康标准包括：

牙齿清洁；

无龋洞；

无疼痛感；

牙龈颜色正常；

无出血现象

怎么理解这个世界范围的健康目标呢？不妨这样说，它不是只针对发达国家，也不是只针对不发达国家，这是一个平均的，所有国家的人都应该努力达到的一个平均水平。而实际上呢？我国人民的口腔健康水平离这个平均还差着老远呢！根据第三次全国口腔健康流行病学调查显示，我国35~44年龄组青壮年患龋率达61%，而牙周病在中年人群中呈现非常高的发病率，牙周健康率仅14.5%。可见在维护牙齿健康的道路上，中国人还有很长很长的路要走。

"8020"，即世界卫生组织在2001年提出的"口腔健康8020计划"，也就是说在80岁时应该保存至少20颗自己的天然牙齿——功能牙（即能够正常咀嚼食物，不松动的牙），这需要口腔健康工作者和广大人民共同努力。

我国在2008年爱牙日提出中国老年人口腔健康的目标也是"8020"。现在你可以看看自己周围80岁以上的老人，有几个能达到这个标准的？不但很少，而且很多人会接受一个非常错误的说法：人老了掉牙很正常。这种说法不仅错误，而且非常可怕，试想一下如果所有人都接受这种说法，那么还有谁会努力地保护自己的牙齿呢？事实上，如果我们有很好地保护牙齿的意识，定期进行牙齿保健，有牙病早治疗，到 80 岁时，我们完全可以有 20 颗以上的、属于自己的天然牙齿。这不是梦想，也不是吹嘘，而是我们完全可以做到的事情！

但目前我国人民还存在着比较严重的口腔健康问题，包括：口腔卫生知识缺乏，自我口腔保健意识不强；没有良好口腔卫生习惯，口腔卫生较差；龋齿尤其是根面龋严重，并且大多没有得到有效治疗；牙周疾病普遍（造成老年人牙齿丧失的主要原因）；牙颈部楔状缺损和口腔癌的患病率也呈上升趋势。

缺牙的危害不仅仅是带来无法咀嚼的痛苦，其致病菌还可以引起或加重胃病、糖尿病、心脑血管病和关节疾病及并发症，严重危害全身健康。随着经济水平和社会文明程度的提高，我们也要转变牙齿健康的观念，加强牙齿保健，定期进行牙齿检查，出现问题及时治疗，让自己拥有一口健康的牙齿。

（陈晓贤 王 莹 刘 峰）

第二章

爱护牙齿从每一天做起

如果想要牙齿很好地伴随你的一生，那么我们就必须从每一天做起，细心照料，精心呵护，来尽量延长牙齿的工作时间，防止它过早"罢工"、"下岗"。

刷牙是最简单有效的护牙方法

对于保护牙齿我们一定要有一个概念：保护胜过治疗！保持牙齿的卫生是保护牙齿的最基本要求，相对于其他护牙方法，刷牙是最简单有效的，并且是其他护牙方法所不能替代的。很多人不禁要问："谁还不会刷牙呀？我刷牙刷得有什么不对吗？不就是横着刷/竖着刷吗？"那么现在，我们就来看看如何保持牙齿清洁吧。

学会观察牙齿是否清洁

很多人来到医院看牙时，都会有这样的感觉："我每天都在认真刷牙，可为什么我的牙齿还有这么多的问题呢？为什么医生还是说我的牙刷得不干净呢？"

怎么判断牙齿是否刷干净了呢？这里有两种方法：看和探。

此方法简便易行，可以在家里自己做：对照着镜子，直接用眼睛观察，牙面上是否有软软的白色或淡黄色的东西，医学上称之为软垢，若不易直接看出来则可以用尖锐的器械（如牙签）在牙面上刮，看看有没有刮到软软的一团附着物，这就是菌斑，是无数的细菌"组团"吸附在牙齿上形成的，无法靠单纯的漱口去除。牙菌斑就是每天必须刷牙的原因。

但牙菌斑一般是无色或黄白色的，非常不明显，这也是为什么口腔卫生总是被大家所忽视的原因之一，如果牙菌斑是明显的黑色，那么当你早上不刷牙就出门时，可能就会像图2-1一样，那么刷牙就无需任何人督促了。

所以牙医为了研究菌斑的时候更加方便，发明了"菌斑染色剂"来检测你刷牙的效果，它有一种神奇的作用，就是会把嘴里的细菌染成醒目的红色：用一个小棉球，蘸上这种红色的液体，涂在牙面上，一分钟后漱口，没有细菌的地方则还是原来的颜色，而有红色染色的区域，就是有菌斑附

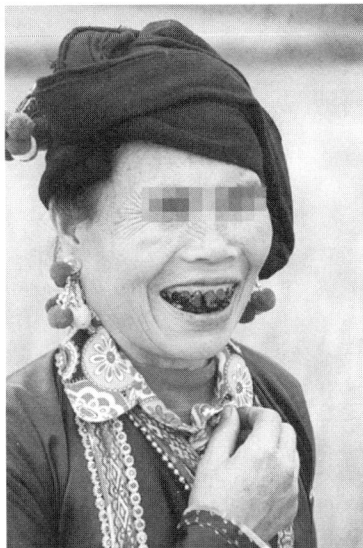

▲图2-1 某民族的习俗，以染黑牙齿为美

着、未刷干净的位置。大多数情况下，最容易刷不干净的部位，是在牙齿靠近牙龈的部分及牙齿相邻的部位。

刷牙效果和使用的牙刷关系非常密切

面对商场柜台琳琅满目、款式繁多的牙刷，是不是有点无从下手的感觉？很多患者在看牙的时候会问医生："我该用什么样的牙膏？"而很少有患者问："我该用什么样的牙刷？"而事实上，牙刷的选择是非常重要的（图2-2）。

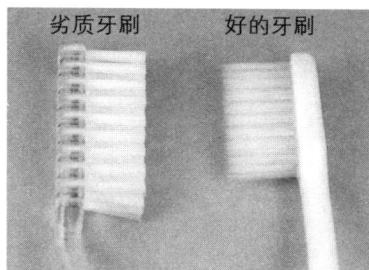

▲图 2-2　劣质牙刷与好牙刷对比

那到底如何选牙刷呢？理想的牙刷，首先牙刷头应小巧，以便灵活地在口腔内活动，清洁到牙齿的每个细微的角落；刷毛应柔软，具有适当的弹性；刷毛尖端表面需光滑圆润，能轻松进入龈缘以下和牙齿邻面间隙，接触到牙龈时令牙龈感到非常舒适，不伤害牙龈；同时，刷毛还应不易吸收水分，方便清洗和容易干燥，无臭无味。

与此相反，不好的牙刷通常刷头巨大，在口腔内运转非常不灵活，很多部位难以刷到；刷毛僵硬，刷毛头部没有经过很好的磨光，接触到牙龈和黏膜时造成疼痛不适。使用这种牙刷刷牙时会觉得非常不舒服，长期使用甚至会给牙面、牙龈造成伤害；牙刷的握持部分设计不佳，手感不好。人们自然会简单地刷几下了事，不愿意认真地将牙齿清洁干净。

很多宾馆里的一次性牙刷都是非常典型的劣质牙刷，尽量不要使用。如果您经常出差，最好是随身携带一把自己精心选购的优质的牙刷，千万不要贪图方便使用这些一次性的劣质牙刷，更不要把宾馆里的劣质牙刷带回家，反复使用。

牙刷的使用寿命不应超过 3 个月

即使你用的是优质的牙刷，也要注意它也有使用寿命。

当你在做刷牙这个动作的时候就是在慢慢地磨损刷毛头部，原来经过很好磨圆的刷毛逐渐变得粗糙、不规则，有可能对牙龈、牙齿造成损伤；本来笔直整齐的刷毛变得弯、卷，不能很好地清洁牙龈缘和牙齿间隙这些细菌比较多的地方（图 2-3）。

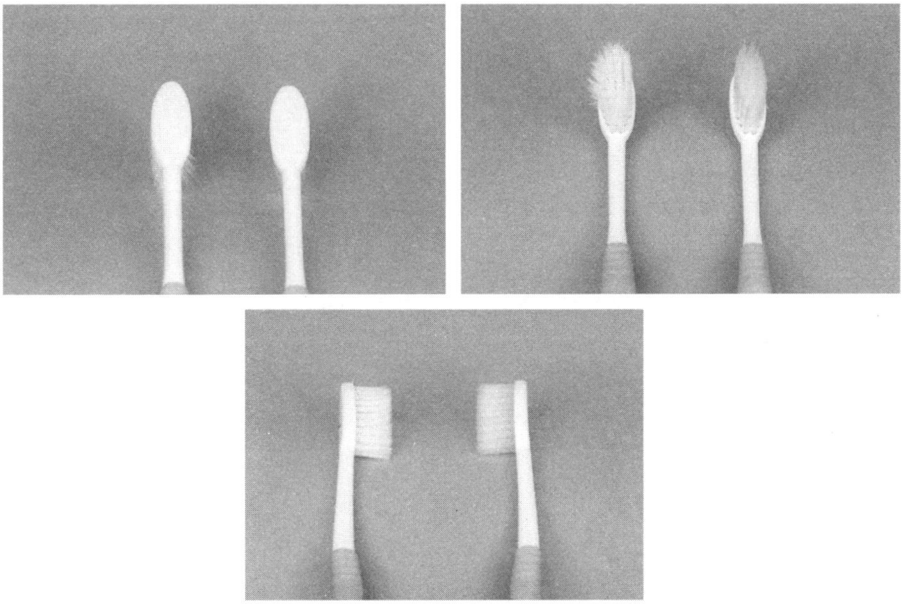

▲图 2-3　旧牙刷与新牙刷对比

刷毛变形很明显，我们自己就能看出来。拿一把牙刷，从牙刷的背部观察，如果看不到刷毛，就说明牙刷还可以用；反之如果从背部已经可以看到刷毛，就说明刷毛已经明显变形，该换掉了。

当然，每个人刷牙的力量不同，刷毛变形的速度就会有所不同。那是不是我的牙刷只要不变形就能一直使用呢？当然不是！

除了刷毛变形，还要考虑细菌黏附的问题。我们的口腔是一个有菌的环境，刷牙时牙齿上的细菌不可避免地会黏附在牙刷上，所以平时牙刷最好是头朝上放在漱口的杯子中，这样能够使刷毛尽快干燥，抑制细菌的滋生。

目前公认的是最好 3 个月更换一次牙刷，可以更好地保证牙齿和口腔健康。还有很多牙刷厂商通过对刷毛进行了一些特殊的设计，通过刷毛的颜色变化来提醒消费者何时应该更换牙刷。

牙膏的核心成分是摩擦剂

学会了选牙刷，我们再来说说牙膏。牙膏是什么？牙膏就相当于你洗澡时的沐浴露，起到辅助清洁的作用。注意是"辅助"，主要清洁还是要靠一把好用的牙刷和正确的刷牙方法。

牙膏的核心成分是摩擦剂，常用的摩擦剂有二氧化硅和碳酸钙，基本作用是使牙面洁净、光滑，去除色素沉着、菌斑沉积。二氧化硅是比较高级的摩擦剂，所以选用牙膏的时候可以看看它的摩擦剂是不是二氧化硅。

牙膏除了摩擦剂这一核心成分，还包含润湿剂（如甘油，能保持牙膏湿润，防止牙膏硬化）、防腐剂（用于防止细菌生长，延长储存时间）、芳香剂（使口气清新，减轻口腔异味）等辅助成分。

"含氟牙膏"和"脱敏牙膏"可以长期使用

细心的读者会发现，市面上销售的牙膏并不都是普通牙膏，甚至这些普通牙膏只占了柜台的一个小角落，还有很多有特定功能的牙膏，面对这些，该如何选择呢？其实想要分辨这些也不难，花样繁多的特殊牙膏也不外乎以下四种：含氟牙膏——防龋；脱敏牙膏——抗过敏；

美白牙膏——美白牙齿；中草药牙膏——消炎止血。

　　"含氟牙膏"和"脱敏牙膏"被归类于"保健牙膏"，是在牙膏中添加一些活性功效成分，对于防止龋齿和缓解牙齿敏感有一定疗效，这类牙膏可以长期使用。

　　"含氟牙膏"是目前使用最广泛的。由于我国很多地区属于高氟地区，饮用水中的含氟量较高，造成了很多朋友的牙齿为不太美观的氟斑牙，所以大家有些谈氟色变。其实，氟化物是经过科学验证并得到公认的防龋的最有效成分，含氟牙膏就是在牙膏中添加了一定比例的氟化钠（氟化物的一种），它可以促进牙齿表面的硬组织矿化。建议成年人长期使用含氟牙膏，这能够大大降低龋病的发生率。原来有很多朋友担心小孩子用了含氟牙膏会不会对身体不好，想方设法找到一些不含氟的儿童牙膏来给孩子用。根据美国牙科学会的最新指南，建议从小朋友长出第一颗牙就要开始使用含氟牙膏，3岁以内的用量很少，就用米粒大小的牙膏就可以了，这样即使小朋友吞咽了一部分牙膏泡沫，也是绝对安全的。3~6岁的小朋友的牙膏用量就可以是黄豆大小了。这样可以有效地预防小朋友的乳牙发生龋齿。

　　还有一种保健牙膏越来越受到大家的关注，它就是"脱敏牙膏"。因为现在无论是年轻人还是老年人都经常出现牙齿敏感的症状，有的是因为牙龈退缩，有的是由于牙齿磨耗，富含神经末梢的牙本质暴露了出来，对冷热酸甜的刺激会特别敏感，出现短暂、尖锐的刺痛。针对这些情况，"脱敏牙膏"应运而生。顾名思义，脱敏牙膏里面添加了一定量的抗敏感制剂，常用的有硝酸钾、氯化锶、氟化亚锡等。这些成分能帮助阻断外部环境对牙齿的刺激，从而缓解牙齿敏感症状。这类牙膏长期使用不会对牙齿和人的身体造成伤害，必要的情况下可以长期使用。

"美白牙膏"要选择正规日化品牌；"药物牙膏"治标不治本

爱美之心人皆有之，现在很多年轻人热捧"美白牙膏"。很多人希望通过使用"美白牙膏"，让自己拥有一口洁白如玉的牙齿。

那么，"美白牙膏"到底有什么神奇的功效成分呢？

其实，"美白牙膏"就是在牙膏中添加了一种漂白剂——过氧化氢。当它接触牙齿表面的时候，能让牙齿产生一定程度的脱色；并且这类牙膏的摩擦剂通常相对较粗大，有利于对牙齿表面色素摩擦、清除。应用一段时期美白牙膏，确实有可能让牙齿颜色有一定改善，从而达到美白的效果。很多朋友也会担心这些漂白剂会不会伤害牙齿呢？只要是正规厂家生产的美白牙膏，其中的漂白剂成分含量一般都是很少的，都是在安全的范围内，但也有一些不法的厂家，片面追求所谓的美白效果，大量加入漂白成分，如果长期使用会对牙齿和牙龈造成一定的伤害。所以在选择美白牙膏时要注意选择正规日化品牌的产品。

"中草药牙膏"是很多中老年人非常喜爱的选择，目前市场上也有很多高档中草药牙膏，他们是牙膏家族中的一群"新贵"。当然这类牙膏也不是什么神奇秘方，它们是在牙膏中加入了单方或者复方的中草药，能起到不同程度抑菌、消炎、止血的功效。短期使用，可能获得很好的使用效果，口腔内的一些疾患有可能获得一定的抑制。

别把牙膏当"灵丹妙药"

无论是"保健牙膏"，还是"药物牙膏"，其添加的特殊的功效成分，所能起到的都是一定的预防和辅助治疗的作用。

但是，牙膏中最重要的成分归根结底还是清洁摩擦剂，它里面加入的功效成分含量很低，所以作用也有限。真的得了牙病，奉劝您一句：

千万不要指望这些特殊牙膏彻底解决问题，只有经过专业医生的诊断和治疗，才能获得良好的治疗效果。

比如，脱敏牙膏必须长期坚持使用，才能起到一定的改善作用，而对于严重的敏感，脱敏牙膏的疗效甚微；甚至有些虫牙的早期表现也是牙齿敏感，如果仅仅使用脱敏牙膏是不能解决问题的，一般来讲脱敏牙膏使用了两周以上症状还没有明显的缓解，就应该寻求牙医的专业帮助。再来说美白牙膏，为了保证它的安全性，牙膏中的漂白成分含量不高，它的美白功力很有限，只能对轻微的牙齿变色有美白效果。一些广告里演员前一个镜头还是一口黄牙，镜前刷刷几下，下一个镜头就一口雪白如玉的牙齿，现实中可没有哪种牙膏能达到那种程度的改变，广告效果只是广告效果。对于严重的牙齿变色，只有进行专业的美白治疗，如做冷光美白或修复治疗，才能达到非常好的效果。而对于中草药牙膏的止血抗炎作用，也只是能够治标性地减轻不舒服的症状，对于引起牙龈炎症的真正病因往往不是能靠中草药成分完全去除的，也就是俗话讲的治标不治本，对于此类牙膏不能过于依赖，最好是在牙医的指导下进行使用。

所以，当您面对超市中琳琅满目的各类牙膏时，可以根据自身的需求选择具有一定功效的牙膏，但不要幻想单纯依靠某种神奇的牙膏就能保持牙齿的健康，牙齿有了问题还是应去找能解决问题的人——牙医！

曾经有一个牙膏的宣传语是：从此不再有牙需要拔除，从此让牙医失业！

这是一个非常具有煽动性的广告，但也只能是一种美好的愿望，现在还看不到有任何实现的可能。对于一些各种真伪实在需要我们提高科学意识、擦亮双眼去仔细分辨。不光是牙科领域,所有医学领域中，但凡宣称可以让你彻底摆脱医生的产品或药品，我们都可以给它打上一个大大的问号。

日常保健依靠自身刷牙，牙齿出现疾病要靠专业医生诊断治疗，这才是科学的口腔健康意识。

学会正确的刷牙方法

围绕着刷牙的周边我们已经谈论了不少内容。但相比挑选牙刷、牙膏，正确的刷牙方法是最重要的。

没有经过学习的人们经常会采用"横刷法"，前后拉锯"嚓嚓嚓"地刷，有些人几下了事，有些人很卖力地多刷一会儿，其实都没有把牙刷干净，反而把牙刷坏了。这一点都不夸张，也不是在吓唬您！很多人靠近牙根部的"凹槽"一样的缺损就是这么刷出来的。

对于大多数成年人，给大家介绍一种广泛适用刷牙方法——"BASS"刷牙法，也叫"水平颤动刷牙法"（图 2-4）。具体方法是：

将刷毛 45° 斜压在牙齿和牙龈的交界处，部分刷毛自然进入龈沟内；

轻轻加压，牙刷在原位水平颤动 6~8 下，清洁牙齿颈部和龈沟内；

牙刷垂直于牙面，向牙齿咬合面旋转，清洁牙齿表面；

移动到下一组牙，以同样的方法进行清洁，清洁牙齿的所有侧立面；

牙齿咬合面横向刷即可。

为什么要用 45° 角来刷牙呢？记不记得之前我们讲到菌斑染色剂的时候有一张图片，在靠近牙齿根部、和牙龈交界的位置被染成红色的细菌最多，而我们刷牙的主要目的就是要去除这些细菌，所以只有这样 45° 角刷才能把细菌刷干净。

这样的刷牙方式需要你真真切切地感觉不单是牙齿，还有牙龈都被刷毛刷到了。有的朋友就会担心这样会不会把牙龈刷坏呢？会不会

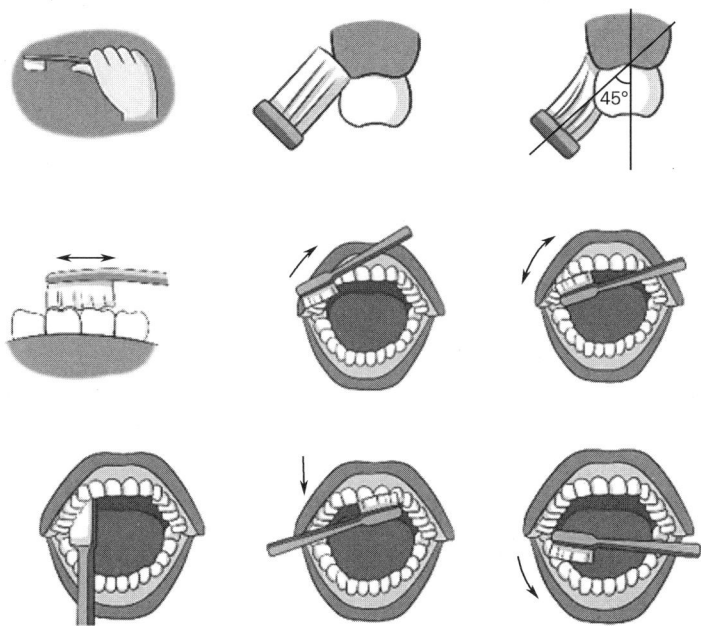

▲图 2-4　BASS 刷牙法

刷出血呢？牙龈为什么会出血呢？通俗点说就是因为牙龈周围脏了。脏了，会使牙龈发炎，发炎的牙龈会容易出血，容易出血的牙龈让你不敢刷，牙龈越来越脏，越脏牙龈越发炎……进入一个恶性循环了。所以牙龈出血不可怕，要刷，越是出血的地方越是要好好刷，刷干净以后牙龈消炎了，自然就不出血了，健康的牙龈不怕刷。当然，如果你这么刷了一礼拜，还是出血不少，那说明有一些单靠刷牙去除不掉的脏东西粘在牙上了，你又需要去见你的牙医了。

　　"BASS"刷牙法的特点是不仅能将牙齿表面清洁，同时能够将牙龈边缘和牙龈沟内的菌斑等有害物质彻底清除干净，因此可以同时保护牙齿和牙龈的健康，避免牙齿发生龋齿和牙周疾病。

　　对于儿童，由于手部运动不够灵活，不易掌握复杂的刷牙动作，因此推荐使用"旋转刷牙法"，即在每颗牙的牙面上，用划圆圈的方式来清洁牙面。

无论采用哪种刷牙方法，在刷牙时都应注意几个问题：

按一定的顺序刷，上下左右里外；面面俱到，每个牙每个面都要刷到。

每次刷牙至少 2~3 分钟，才有可能把各个位置刷干净。一般人不算智齿是 28 颗牙，每颗牙有 3 个面需要刷，这就一共是 84 个牙面，120 秒需要刷 84 个牙面，每个面刷不到两秒，已经够快的了。其实对于多数人，如果要想达到比较好的刷牙效果，两分钟都未必够。

每天至少刷牙两次，早晨起床后和晚上睡觉前。尤其是睡前这一遍刷牙最重要，因为夜间口腔内没有过多的液体流动，细菌在一个相对稳定的环境中会迅速滋生，所以睡前一定彻底清洁牙齿，否则早起闻闻自己的口气，你一定印象深刻，再想象一下带着这种口气和别人说话或者有这样口气的人和你说话，是不是有点残忍？

刷牙不要用力过大，否则可能反而影响牙齿和牙龈的健康。正确的力度应该是刷毛尖端的三分之一受压弯曲即可。

不妨尝试电动牙刷

现在市场上有很多电动牙刷，有些价格高昂，有些价格比较亲民。很多人都有着疑问，电动牙刷有优势吗？有必要使用电动牙刷吗？

其实，最初设计的电动牙刷是为那些生活不能自理的残障人士准备的，发展到现在，电动牙刷的设计越来越时尚和智能，有些功能非常强大，能够带来更好的刷牙体验和感受。有很多科学的研究表明电动牙刷相比手动牙刷，效率更高，是手动牙刷刷牙效率的 4~6 倍。

有些电动牙刷是旋转刷头，模拟的是旋转刷牙法；有些电动牙刷是超声波振动，模拟的是 BASS 刷牙法。需要明白的一点是：电动牙刷代替的是局部精细的刷牙动作，牙刷的位置、刷牙的顺序、刷牙的时间等还需要由自己控制。

有些高级的电动牙刷还具有很多智能功能：比如通过蓝牙监督刷牙时间，如果没有达到适宜的刷牙时间就停止刷牙，牙刷就会报警；牙刷还会监督刷牙力量，如果刷牙力量不足或者过大，牙刷都会报警。这些功能非常有利于帮助人们培养正确的刷牙方法和习惯。

因此，每个人都可以选择使用电动牙刷，都可以感受到刷牙的乐趣，体会刷牙给自己带来的舒适感，培养刷牙的习惯。当然，如果自己本来就能够很好地刷牙，具备很好的刷牙习惯，就不一定追求使用电动牙刷。有文献表明，采用正确的刷牙方法，手动刷牙和电动牙刷的刷牙效果是没有分别的。

这里要提醒各位家长：对于儿童来说，由于手部正处于发育的过程中，多进行精细运动能够促进儿童的智力发展，因此我们更推荐儿童使用手动的牙刷，通过学习刷牙的动作来提高手部的灵活性，更好地发展智力。

爱护牙齿还有很多好帮手

刷牙是最基本的护牙方法，但却远远不是护牙的全部。因为口腔里有很多部位、角落仅仅靠刷牙是不能完全清洁干净的。针对这些情况，聪明的人们发明了很多的工具，可以帮助我们更好地清洁牙齿的所有部位。

牙缝的清洁专家——牙线

现在越来越多的人知道了牙线，并开始使用牙线，但是牙线你真的会用了吗？什么样的牙线才是合格的好牙线呢？

首先我们要说明的一点是，在牙齿清洁工具当中，牙线的地位是和牙刷同样重要的，二者密不可分。

牙刷主要负责清洁牙齿表面及牙龈边缘的位置，而牙缝，我们称之为牙齿邻面，用牙刷是怎么也清洁不到的，这就要靠牙线来清洁了。因为如果不能很好地清洁牙齿邻面，牙齿就非常容易发生龋坏。

很多人会担心："长期使用牙线会不会把牙缝撑大，引起塞牙？"笔者在这里可以很负责地告诉大家：不会！目前，使用最广泛的制作牙线的材质主要有2种，一种是尼龙线，一种是丝线，它们共同的特征是由相互平行的非常细的纤维组成，在进入牙间隙时，会被挤压成为扁片，这样就不会把牙缝撑大，长期使用也不会引起牙齿移位、塞牙等问题。

千万不要把家里缝纫用的棉线当作牙线用，因为棉线纤维相对较粗，并且是编织成束的，在进入牙间隙时不会被压扁，还是保持圆形的形态，因此会造成牙齿的不适，长期使用有可能造成牙齿移位、塞牙等问题。

市面上的牙线有两种形式：盒装牙线和支架牙线。推荐使用成卷的盒装牙线，每次清洁时取出大约20cm长，将牙线两头缠绕在两只手的中指上，用大拇指控制，来回拉锯，轻轻压入两牙之间的间隙，缓缓进入牙齿和牙龈间隙，包绕牙根，来回拉锯的同时上下提拉，将牙齿间隙中的污垢清理干净（图2-5）。

还有一种牙线是两端固定在一个塑料支架上的，使用时手握塑料支架，拉动牙线进入牙间隙。这种牙线看起来似乎用起来比较简单，但实际上不容易控制牙线的力量和方向，有时容易损伤牙龈。

绝大部分口腔清洁用品大品牌生产的都是盒装牙线，这些产品质量更好，更有利于口腔清洁。

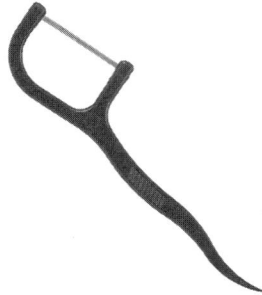

盒装牙线   支架牙线

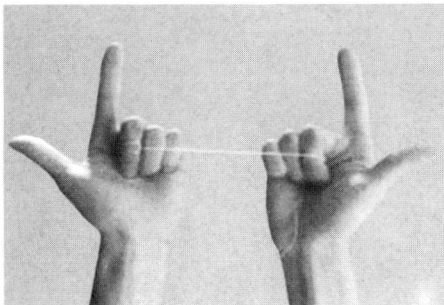

手持牙线的方法   牙线清洁的方法

▲图 2-5　牙线与使用方法

牙齿间隙找牙缝刷帮忙

对于很多中老年牙周病的患者，牙龈已经发生了明显的退缩，很多牙齿之间在牙根部都形成了宽大的三角形间隙，食物很容易塞进去却很难用牙线清出来，怎么办？不要着急，这时候就该让牙缝刷华丽登场啦。

牙缝刷又叫牙间隙刷，是一种长得很像化学实验中的试管刷的单束小毛刷，它与牙刷柄成一定的角度，能轻松进入牙齿的邻面间隙（图2-6）。

使用时将牙缝刷贴紧牙龈边缘，伸入牙齿邻面的间隙，来回拉锯式清洁。

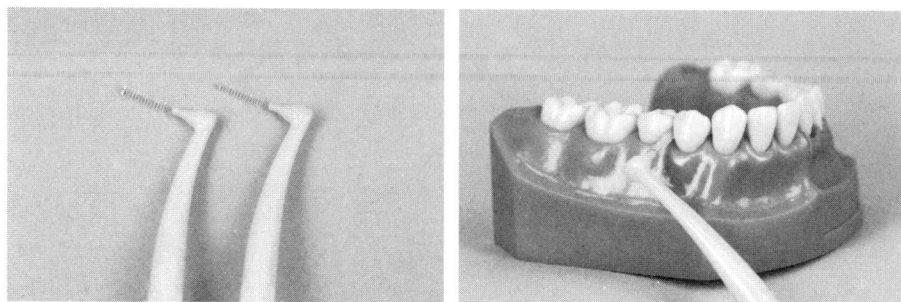

▲图 2-6　牙缝刷与使用方法

　　对于佩戴了矫治器的青少年，或者有固定修复体、牙周夹板或缺隙保持器等非常难以清洁的部位，采用牙缝刷也可以轻松将这些小的间隙清洁干净。

牙签的功与过

　　曾经有一段时间，牙签非常地流行，很多人饭后都会拿起牙签，放到自己的嘴里摆弄几下，很多家庭里也都会在餐桌上摆上漂亮的牙签筒。

　　但是，长期使用牙签其实对正常人的牙齿可能带来不好的影响。对于正常牙来说，把一个粗大的牙签插入到牙缝之间，一定会挤压到牙龈或者相邻的牙齿，长时间使用可能造成牙龈的退缩、牙齿的移位，所以，在清理牙齿间的嵌塞物时，还是选用牙线比较合适。

　　当然，如果牙齿之间已经有了间隙，牙签进入并不困难，偶尔使用牙签清洁牙间隙、去除食物嵌塞也是可以的。

　　使用牙签时，需要注意选择有品质保障的优质牙签，并且采用正确的方法使用它。首先要看牙签的材质，应选择优质竹子制作的牙签，表面要光滑无毛叉；然后看牙签的形状，牙签的截面形状最好是三角形的，这样和牙齿间隙的形态最为匹配。牙签末端逐渐变细，到尖端时应圆润，不过度锋利，这样才不会伤害到牙龈。

除了用牙签清除牙缝间嵌塞的食物，牙签还有另外一种用法，可以把牙签尖端的侧面放在牙齿邻面的龈缘处，贴紧牙面，上下运动，这样可以起到刮除黏附于在牙根面的菌斑软垢的作用，有利于牙齿的清洁。

总而言之，牙签不如牙线，偶尔使用也要选品质好的，自己没把握用好牙签的话还是乖乖使用牙线吧。

想要口气清新吗？用漱口水吧

漱口水是帮助牙齿清洁的一种辅助用品。

漱口水分为两大类：一类是药物型漱口水，它里面含有一定浓度的消炎抗菌药物成分，这类漱口水必须要在专业的口腔医生指导下开具处方方可使用，决不能当作日常清洁工具长期使用，否则可能造成口腔内菌群失调等问题。另一类是与我们生活密切相关的保健型漱口水，它含有一定的清洁成分，可以用于日常生活的牙齿保健，我们可以很容易在超市中购买到。

家庭型漱口水里面不仅含有一定量的杀菌成分，通常还含有预防龋齿的氟化物成分，而且还加入了令人产生愉快感的清香剂，能有效改善口腔中因食物引起的暂时性的异味。当我们白天在工作中，进食后不方便刷牙时，可以用家庭型的漱口水漱口，既可以漱掉口腔内残留的食物残渣，又能让口腔内留下清新怡人的味道。

但是一定不能用漱口水漱口来替代刷牙。因为漱口是无法清除牙面上附着的菌斑的，它是一种对刷牙的辅助和补充。

给牙齿做个 SPA——体验冲牙器

冲牙器是一种新兴的辅助清洁牙齿的工具，它的基本原理是通过喷射一定强度的水柱来冲刷牙面，因此它的核心原理是用水冲。但我们口腔里最重要的致病因素——牙菌斑是黏附在牙齿表面的，不容易被水冲掉，只能靠我们用牙刷机械地摩擦才能去掉，因此，使用冲牙器也是不能代替牙刷刷牙的。

那么冲牙器能起到什么作用呢？其实，我们用冲牙器冲牙就像给身体做个"水疗SPA"一样，方法是将水柱流量调节到自己感觉舒适的强度，然后对准牙面、牙缝和牙龈进行冲刷，在这个过程中，水流不仅能冲掉牙缝之间的食物残渣，还能对牙龈起到按摩作用，促进牙龈的血液循环。

我们在日常护理牙齿的过程中，比较舒服的方式是先用牙刷初步清洁牙齿，再用牙线或牙缝刷清洁牙间隙，之后再用冲牙器冲洗掉隐秘部位的污垢与残渣，给牙齿做个放松的SPA，最后可以用漱口水漱口，获得一个清新的口气。

（许桐楷　文　艺）

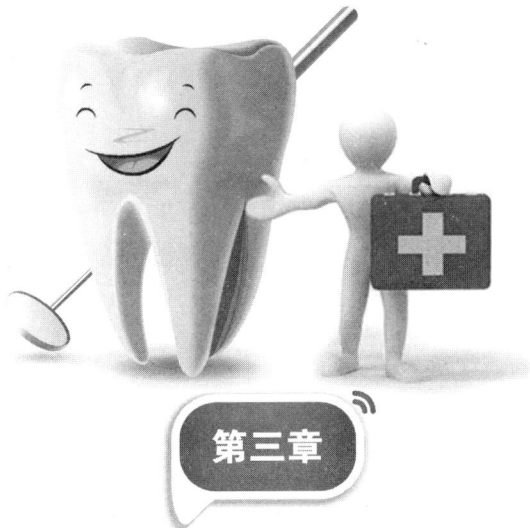

第三章

什么时候该看牙了

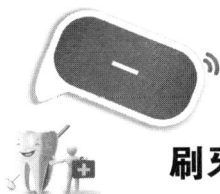

一

刷牙出血是牙周疾病的最早期表现

刷牙出血的原因

很多人都有刷牙出血的情况，但是大多数人都没把它当回事儿，不认为它是一种疾病的表现，有些人觉得可能是最近比较疲劳，或者是吃水果少了，补充点维生素 C 就行了。更有些人发现刷牙出血，刷牙时就改为轻轻扫几下或者干脆不敢刷出血的地方，殊不知对于牙龈健康更是雪上加霜。

如果你仔细留意，就会发现不仅刷牙出血，咬苹果也会出血，吃雪糕也会出血。其实，牙龈出血是牙龈炎最早期的一种表现，这也是牙齿疾病最早期的一种表现。那么牙龈为什么会发炎呢？简单说就是牙没刷干净，大量的菌斑堆积在牙颈部和龈缘处，时间长了就会钙化形成牙石，细菌释放毒素刺激牙龈产生炎症反应，牙龈要调动更多的血液来与病菌做斗争，牙龈就会表现为红肿、脆弱，刷牙时碰到牙龈就会出血。当有食物残渣嵌塞在牙缝之间时，会进一步加重牙龈的炎症表现，于是就会出现咬苹果之类的硬物的时候牙龈出血的现象，再发展严重，牙龈还会自发出血，出血量也会随之加大且不易停止。这时，很多人就会觉得牙齿出了问题，该去看医生了。可惜我们大多数人都不知道，这时候才去看牙医已经很晚了。

不要让刷牙出血发展成大问题

最初发现稍有刷牙出血的时候，其实就是身体在提醒我们：牙齿可能出问题了，该去看牙医了。

此时及时进行治疗，牙龈可以完全恢复到之前的健康状态。关键是及时、彻底地去除牙菌斑、牙石这些刺激牙龈的有害因素。在这个时期，洗牙就可以解决问题。口腔医生用专业的超声波洁治器，把牙面彻底清洁干净，一般在治疗一周后，刷牙出血的情况就会缓解甚至消失，牙龈炎症会逐渐消退，牙龈就有机会恢复到健康的状态。

但是，如果我们没有在刚刚出现牙龈出血的时候及时治疗，就会导致牙菌斑更多地堆积在牙龈缘，牙龈炎症会逐步加深，往牙龈沟的深层扩散，导致牙槽骨吸收、牙龈退缩，发展成了牙周炎。

如果等到出现这些症状以后再治疗，即使牙龈炎症消退，也很难完全恢复到真正的健康状态了。而且此时光靠洗牙也不能解决问题了，还需要更深层次的治疗。因此我们平时一定要注意观察牙龈的状态，一旦出现牙龈出血，就要及早去找牙医进行治疗，不要贻误治疗的时机。

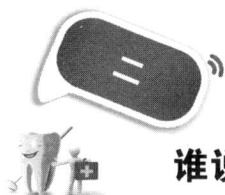

谁说牙疼不是病，它疼起来真要命

很多人都感受过牙痛的滋味儿，确实是非常不好受的，引起牙齿疼痛最主要的原因，就是龋齿，也就是俗称的蛀牙。

不同问题带来的牙疼不一样

人的一生中有两个龋齿高发期：一个是儿童时期，因为那时的小乳牙刚长出来，没完全矿化，抵御外界细菌的侵蚀能力差；小朋友一旦刷牙不干净，牙齿就很容易被细菌腐蚀，形成蛀牙；另一个是中老年时期，因为随着年龄的增长，很多中老年人会出现牙龈退缩，造成牙根部的暴露，这时如果口腔卫生维护不佳，牙根面堆积菌斑，就会形成牙根表面的龋坏。

牙齿一旦发生龋坏，就会出现缺损。还是那句话，早发现、早治疗、费用低、效果好。缺损很小的时候进行治疗非常容易，也不会有什么不舒服的感觉；如果没有及时治疗，牙齿的龋坏进一步发展，就会逐渐开始有疼痛的表现，首先是对甜酸食物的敏感反应，然后发展成对冷热刺激的疼痛反应，最后在没有任何刺激的情况下出现剧烈的牙痛，到了晚上还会更加严重，疼得难以入睡。

牙疼越早治疗越容易

"龋齿起先没症状,疼了再治就晚了,咋办?"最好的办法就是每半年到一年去给自己的牙齿做个检查,尽量在龋齿一发生时就解决掉。或者当牙齿早期出现敏感反应时,立即去找牙医,如果确诊为龋齿就及时进行治疗,可以防止龋齿进一步发展引起更严重的疼痛。

如果龋坏不及时治疗,可能会发展成牙髓炎,甚至牙根尖的炎症,不仅会引起更严重的疼痛不适,牙髓也保不住了,需要彻底治疗牙髓,俗称杀神经。而牙齿一旦失去了牙髓的营养供应,脆性就会增加,牙齿就容易折裂,那时就得考虑做牙冠。看看这笔账:因为看牙看晚了,不仅治疗复杂,看病次数增加,费用增加,后续风险也会翻倍,实在是不划算啊。

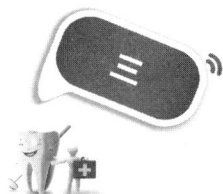

牙齿冷酸敏感也要看牙医

引起牙齿冷酸敏感的常见原因

很多人在喝凉水或吃酸的水果时,牙齿感觉很敏感、不舒服,俗称"倒牙"。引起"倒牙"的原因可能有以下几个方面:

釉质发育不全　这属于自身发育的问题。母亲在怀孕期间,服用了不当的抗生素,或者宝宝在幼儿期间,发生一些全身疾病都会影响牙齿的正常钙化,形成"釉质发育不全",表现就是牙齿最外层的"釉质"出现缺损。"釉质"俗称"珐琅质",是牙齿最坚硬的部分,且其中并没有神经末梢的分布，对牙齿内部的结构是一层坚硬的保护，牙齿失掉这层保护的外衣，外界的冷酸刺激会直接进入牙齿内部，刺激牙髓神经产生敏感反应。

牙周病导致牙根暴露　这个原因非常常见，由于不良的口腔卫生导致患上牙周疾病，造成了牙龈的退缩，牙齿的根面就直接暴露在外界环境中，而牙根部的外衣"牙骨质"比起牙冠部的"牙釉质"薄很多，也没有那么坚硬，抵抗外界刺激的能力也明显弱很多，因此很容易产生敏感反应。

牙颈部楔状缺损　牙颈部的釉质有横槽状的缺损，有些会深达到牙本质层，这种缺损叫做"楔状缺损"，有些是因为不正确的横向刷牙方法和外部过多的机械摩擦引起的，也有些是因为牙齿长期受到不合理的咬合力量所造成。此时，一方面缺了釉质这层保护衣，另一方面还常常伴有牙龈退缩、牙根暴露，于是就造成了牙齿冷酸敏感的症状。

异常磨耗　如果一个人长期咀嚼用力不平衡，导致某些牙咬合面磨耗形成了深的凹坑达到牙本质层，容易引起牙神经的敏感反应。这种磨耗的速度有可能会越来越快，在早期发现时最好就加以控制。

牙齿敏感基本上都是可以治疗的

非常轻微的牙齿冷酸敏感可以使用脱敏牙膏刷牙来缓解症状。对于较严重的情况，仅仅用脱敏牙膏就不足以解决问题了，就需要专业的牙科医生来处理。

针对釉质发育不全的情况，可以做贴面或冠修复体——就是不同种类的牙套，就像给牙齿穿上新的外衣，来阻止外界的刺激。轻度的釉质发育不全也可以采用树脂充填的方法来进行治疗。

牙周病导致的牙根暴露，首先要积极治疗牙周疾病，防止牙龈进一步退缩，同时在牙根部使用专用的脱敏剂和氟涂料，来缓解牙齿敏感的症状。

对于楔状缺损，则需要靠补牙来解决，同时必须改掉横向拉锯式猛刷牙的坏习惯。而对于咬合异常引起的楔状缺损，应进行相应的治疗，去除异常的咬合力。

对于咬合面异常磨耗形成的凹坑达到牙本质，能补则补，如果没有补牙空间，也可以使用氟化物脱敏剂，或进行激光脱敏。此外，还要改掉咬硬物等不良习惯，以免发生更严重的磨损。

总之，即使是简单的牙齿敏感，也应该找牙科医生检查，必要时及早治疗，避免发展成更严重的问题。

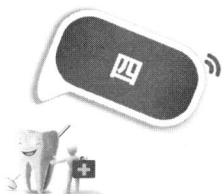

口腔异味找到原因是关键

口腔异味又被称作口臭，说出来不好听，闻起来更不愉快。口臭主要来源于口腔中的舌苔、牙周袋、嵌塞的食物和唾液，也可能存在全身的生理原因或病理原因，比如慢性胃炎。口腔环境中挥发硫化物是引起口臭的主要成分。临床研究证实，牙周炎常伴有口臭，牙周袋是产生口腔异味的重要部位之一。

随着现代社会的发展，大家越来越注重社交的礼仪，很多人开始留意到自己在和别人说话时口腔有异味，为此不免内心惭愧，也不好意思跟别人交流，变得越来越不自信。在社交场合、工作场所，怎么能让口腔异味成为交际的绊脚石呢？这样不是在向别人宣布：嘿，我是个不讲究口腔卫生的人！我相信没有人愿意承认自己是这样的人，更不希望别人对自己说："你嘴里味儿不太好，你有口臭。"想象一下，那也太难为情了吧。

现在，我们就来学习如何对付烦人的口臭。

专业的口腔气味测评

要想治疗口臭，先要评估一下病情程度。评价口臭的程度主要有两种方法：一是靠人去闻，简单直接，但易受主观性影响；二是靠仪器检测，硫化物探测仪可以测量与口臭有关的气体含量，比前者略复杂，但结果更客观准确。

针对原因治疗口臭

进行口臭治疗时首先要排查全身疾病，比如若确诊有胃病，就要积极治疗胃部疾病，这样就可以从病因上控制和缓解口臭的程度。

若患有牙周疾病，口腔异味大部分来源于牙周病变，此时需要进行牙周治疗，彻底清除龈下菌斑和牙石这类异味制造者。

另一方面，为了获得更好的口腔气味，在日常生活中可少吃味道浓重的食物，如蒜、葱、韭菜等，尽量少吸烟，同时每天坚持做到彻底清洁牙齿，包括刷牙，使用牙线、牙间隙刷、漱口水，并且定期洗牙，这样就能保证你的口气清新了。

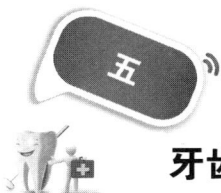

五

牙齿松动往往是重度牙周炎的表现

你是否有过吃饭时感觉牙齿松动，咬不动硬东西呢？这时你一定要引起重视了，你很可能已经患上了重度的牙周炎。

牙周炎的罪魁祸首是堆积在牙面上的菌斑和牙石，它们刺激牙龈形成深的牙周袋，并且破坏牙根周围的牙槽骨，导致牙槽骨吸收，因此出现了牙齿的松动。就像大树，随着土壤的流失，根都露在了外面，自然就出现摇动。

对于这类伴有牙齿松动的重度牙周炎，首要任务是控制病情，防止进一步发展。对于那些没有保留希望的严重松动的牙，需要尽早拔除。有些人对拔牙这件事非常抵触，坚决不听从医生的拔牙建议。这里需要大家认清一个事实：姑息养奸，反受其害。如果你有一个严重松动无法保留的牙齿，需要拔除而你却坚决不拔，它就像一个污染源，侵犯影响周围本可以保留的牙，最后的结果就是掉了不止一颗牙。对于仍有希望保留的松动牙，就要积极进行治疗，延长它们的使用时间。

对于牙周炎治疗效果要有一个合理的预期，千万不要以为：我做过牙周治疗了，就能恢复到没得病之前的状态。牙周炎经过治疗，可以控制住病情不再发展，但是并不能使已经丧失的牙槽骨和萎缩的牙龈再重新长回来。

同时，控制牙周炎最关键因素，是保持口腔卫生，进行有效的刷牙，采用多种牙齿清洁手段，控制菌斑，这样才能防止牙周病进一步发展。

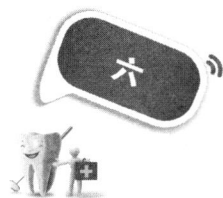

六

想让自己的牙齿更白吗

决定牙齿颜色的因素

爱美之心人皆有之，现在的人们越来越注重自己牙齿的美观，希望自己的牙齿和镜头前的明星的牙一样亮白。这能够实现吗？能！那要怎么做呢？别着急，先来了解一下都有什么因素影响了我们牙齿的颜色。

第一是牙齿发育的原因。如果牙齿在发育期间，接触了过量的氟化物，那么牙齿表面会形成黄白相间的不均匀斑块，我们把这样的牙齿称作"氟斑牙"；另一种情况是，在牙齿发育期间，若服用了过多的四环素类药物，就会导致牙冠变成灰暗的颜色，形成"四环素牙"。这两种因素导致的都是发育性的牙齿变色。

第二个原因就是牙体牙髓疾病。当牙齿受到外伤或患了牙髓炎而导致牙髓坏死后，如果没有及时治疗，牙齿就会逐渐变成暗褐色，并且越来越严重。而进行了牙髓治疗（即杀神经）的牙齿，如不进行修复治疗，牙冠也会变暗。

前面这两个原因属于内源性的。

第三个原因是我们吃的一些有色食物导致牙齿表面着色。如果长期习惯食用颜色较重的食物，如大量酱油烹制的菜和肉，或长期饮用颜色较重的饮品，如可乐、咖啡、茶、红酒、中药，就会让牙齿表面染上黄褐色，影响美观。

第四个原因是一些坏习惯。如果牙齿长期刷不干净又不洗牙，牙面逐渐堆积大量的菌斑软垢和食物残渣，就会失去原本的颜色。如果再加上吸烟的话，牙面会变得更加黄暗。

后面这两个原因属于外源性的。

让牙齿更亮白的方法

了解了让牙齿变得不白的这几种原因，接下来就是您最关心的部分了：怎么让我的牙更亮白呢？

若是发育所致的轻微牙齿变色，可以采用牙齿美白的办法加以改善。牙科医生一般会提供冷光美白治疗服务，这种技术是目前最常用的牙齿美白治疗技术。超市里有一些美白牙贴产品也可以帮助牙齿达到美白的效果，但是这些产品需要使用 2 周左右的时间才能获得牙齿颜色的改变，如果不能坚持佩戴，就可能半途而废。这两种美白方法的原理是一样的：采用过氧化物凝胶，在牙齿表面和内部产生氧化还原反应，将牙齿内部的色素分解破坏掉，从而达到让牙齿更亮白的效果。

"牙齿美白听起来很美好，但是会不会对牙齿有伤害？"不用担心，现阶段的牙齿美白对牙齿几乎没有伤害，治疗过程也没有什么痛苦，是一种非常安全的治疗形式。冷光美白治疗的当天晚上可能会有一点敏感，但一觉醒来就一点异样的感觉都没有了。

当然，美白这种治疗形式只是对于相对轻微的牙齿变色具有很好的效果，对于严重的牙齿变色，则只能由专业的口腔医生进行修复治疗，通过做冠或贴面等修复方法，来给牙齿穿上洁白的外衣。

对于外源性牙齿着色，例如牙齿表面长期有烟渍茶垢色素等积累导致牙齿表面着色，则要先进行彻底的牙齿洁治、抛光，必要时还要进行喷砂处理，让牙齿表面恢复清洁干净，之后才可以判断是否需要进行牙齿美白治疗。

说到这里，还要送给大家一个温馨的小提示：亚洲人的天然牙齿其实并不是像白墙那样白的，当你站在自然光下时，可以看到天然牙齿是一种带有清透感觉的白，仔细看，还能看到从牙齿内部透出的淡淡黄色。正常的白才是健康的美，不要一味追求雪白的颜色，当心过犹不及。

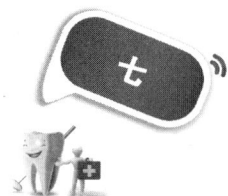

七　牙齿缺失要及时修复

缺牙的原因多种多样，比如意外的创伤、牙周疾病导致松动脱落、严重龋坏不能治疗而拔除，甚至是先天缺失。牙齿缺失最直接的危害就是吃饭不方便，咀嚼功能下降，时间久了，就会影响到全身的营养摄入，同时牙齿长期受力不平衡，还会出现偏侧咀嚼，影响颌面部和关节的对称，进而影响到面容的美观。所以，缺了牙就赶紧去修复吧，别等这些危害发生了再去后悔。

根据牙齿缺失的数目和位置，牙科医生可以提供几种不同的修复方法：

种植牙是最理想的修复形式

如果你缺牙区域的牙槽骨足够丰满，通常就可以选择种植牙：即在缺牙区的牙槽骨上，手术种上一个人工的金属牙根，几个月之后，这个牙根就可以和牙槽骨长在一起，之后再制作上面的牙冠，把缺了的牙恢复起来。种植牙的最大优势就是不用磨牙，而且其美观和功能都是跟自己的牙最接近的。因此，种植修复已经成为最主流的发展趋势。

"牙槽骨条件好的可以种植，那么牙槽骨条件差一些就不能种了吗？"当然不是！当牙槽骨条件良好时，种植的手术会比较简单，几乎没有痛苦。但是如果骨量有明显吸收，骨量不足，就需要进行一些植骨处理，保证种进去的牙根稳定，这样的手术可能就会有一些痛苦和不适。

固定桥也是一种选择

对于个别牙齿的缺失，如果相邻的牙齿不松动，牙龈健康，也可以选择固定桥修复。这种修复方式不需要手术，过程快捷，修复完成后感觉舒适，无需摘戴，效果也很好。缺点是要把两边的牙磨小一些，有些情况下可能会对牙髓神经造成刺激，甚至诱发牙髓炎。这种情况一旦发生则需给邻牙杀神经。

什么时候选择活动假牙

缺牙多，又有严重牙周疾病，这类患者不在少数。如果您是这种情况，那么只能选择能摘戴的活动假牙了。它的优点是价格低廉，更改设计、重新修复比较容易。缺点是美观性和舒适性都比种植义齿或固定义齿明显差很多，咬东西也不那么有劲，一般只有不适合进行种植义齿或固定义齿修复的人、或者对修复效果要求不太高的中老年人会选择这类假牙。

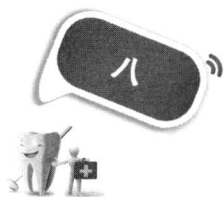

八

牙齿不齐要尽早正畸

牙齿不齐是怎么造成的呢？这里涉及两个先天因素：牙和颌骨。如果在发育过程中颌骨的空间不够牙齿整齐排列，就会造成牙列不齐。另外，不良口腔习惯、长期缺牙、牙周炎等后天因素也对牙列不齐的发生有影响。牙列不齐的危害一是不美观，二是错位的牙齿难以清洁干净，很容易发生龋齿和牙周炎，三是不整齐的牙齿往往有着不同程度的咬合问题，牙齿切咬、研磨食物会有问题。

牙齿不齐的患者朋友自己是没有任何办法的，一定要找专业的牙科医生来把牙排齐，这就是所谓的"正畸"。

正畸的过程简单来说是这样的：先拍几张X线片研究制订治疗方案，有的人可能需要拔牙，然后带入矫治器，定期复查，最后戴一段时间保持器。怎么样，是不是没有传说中的那么复杂？

目前最常见的矫治器是固定矫治器，俗称"牙套"它固定在牙齿的表面，通过不断调整力度使牙齿逐渐移动，慢慢排齐。传统的固定矫治器是金属的，看上去不怎么美观；现在有跟牙齿颜色接近的陶瓷材料矫治器，对美观影响小很多；随着技术的发展，现在高水准的牙科医生还会提供舌侧矫治器和隐形矫治器，这些都是专门为爱美人士设计的，在正畸的同时也能拥有美丽的笑容。

不要觉得"我年龄大了，不能正畸了"，现在正畸是没有年龄限制的，上至七八十岁的老人，下至十几岁的青少年，都可以通过正畸来排齐自己的牙齿，但是成年人正畸需要的时间要长于青少年。一般来讲，最适宜的正畸年龄是换牙以后，也就是 12~13 岁，这个时候的正畸过程通常只需要一年到一年半的时间。大体来说，12~18 岁之间都可以算是正畸治疗的适宜时间。年龄越大，正畸时牙齿移动就越困难，正畸治疗所需要的时间就越长，所以，如果发现小孩牙齿排列不齐，就应该尽早找医生进行诊治。

在正畸治疗完成后，经常需要长期坚持佩戴保持器，来维持美观的效果，避免复发，影响美观效果甚至咀嚼功能。所以，完成正畸这项艰巨的斗争之后一定要保卫住自己的胜利果实哟。

需要强调的是：在整个正畸过程中，每天都需要非常彻底地清洁牙齿，按照医生的指导严格保持口腔卫生，以免到最后牙齿虽然排齐了，却也龋坏了，或者发生牙周病了，那可真是大大的不划算呐。如果你觉得自己牙齿刷得不好，可以选择专门为正畸患者设计的牙刷，它可以有效清洁牙齿表面矫治器根方的龈缘部位。

九

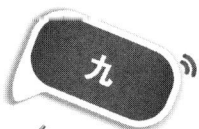

即使没觉得有问题，也应该定期看牙医

定期给牙齿做个全面检查——早发现、早治疗

现在很多人越来越重视身体健康，每年定期给自己的身体做全面的体检。其实牙齿也是一样的，需要你的重视和关爱，需要定期到专业的口腔医疗机构进行全面的检查。

一般的检查会包括以下几个方面：首先要检查的就是牙齿的口腔卫生状况，医生可能会让你拿着镜子，亲自看到自己牙齿的情况，指出哪些位置没有刷干净，然后分析牙齿的排列特点，向你讲解更有效的刷牙方法；其次医生还会逐一检查每颗牙齿是否有龋齿，牙龈是否有炎症，以及智齿的生长情况；如果有任何异常情况，医生会及时告诉你，帮助你做到早发现，早治疗，把疾病扼杀在温床里。

牙齿的所有疾病和身体其他的疾病一样，有一个共性：早发现早治疗，效果好，痛苦小，费用少。聪明的你一定明白了定期检查牙齿的重要意义了吧！

送给牙齿的礼物——洁治

我们每年在给牙齿做体检的时候，都应该进行一项重要的保健工作——"洁治"，也就是洗牙，这也是我们送给牙齿的一个礼物。

我们每天无论多认真地刷牙，应用牙线、间隙刷、冲牙器等先进工具，也难免会有一些角落是不能完全清洁干净的，而且每个人都难免有懈怠的时候。所以，定期洗牙，彻底清洁，非常有必要。由于每个人牙齿的健康情况不同，所以洗牙的周期也不一样。对于口腔卫生情况比较好的人来说，每半年至一年洗一次牙就可以；对于牙周病患者来说，需要每三个月至半年洗一次，防止牙周病的进一步发展；对于严重的吸烟患者，我们建议三个月内就要洗一次，并尽早戒烟。

爱牙的目标——预防是关键

我们对牙齿疾病要防患于未然，只要适时适当的采用预防措施，就可以防止、阻断疾病的发生。

常用的预防措施有以下几种：

成年人防龋主要依靠涂氟化物。可以通过长期使用含氟牙膏来降低龋齿的发生；也可以到口腔医生那里做高浓度的氟化物涂布，增加牙齿的坚固性和防龋的能力。

家有宝宝的父母们一定要知道：对儿童来讲最重要的预防方式是进行窝沟封闭。刚萌出的年轻恒牙有较深的窝沟，这些部位非常容易堆积细菌，难以清洁，容易产生龋齿。此时，在深窝沟处涂上一层含氟的树脂，就可以阻断外界细菌的侵蚀，可以有效防龋。

每年定期做洗牙，也是一种非常重要的预防措施，可以及时清除堆积的菌斑、牙石，有效预防牙周病。

每天坚持认真刷牙，让牙齿时刻保持干净清洁，更是一种最基本的预防措施。

最后，还是要不厌其烦提醒大家：保持牙齿清洁是每天的任务；定期检查洗牙是长期的好习惯；牙齿有病早发现早治疗你就是赢家。

（许桐楷　文　艺）

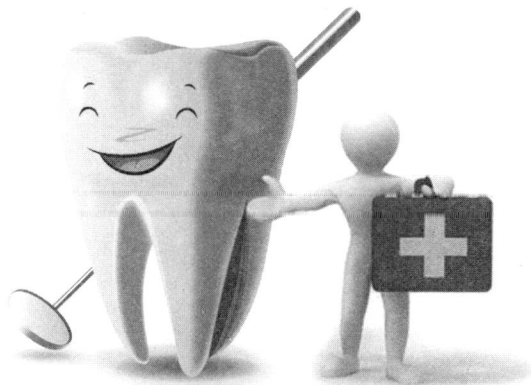

第四章

做好准备，让看牙更顺利

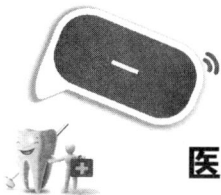

医院和诊所都可能是正确的选择

看牙首先需要考虑去哪里看的问题，去医院？还是去诊所？很多人都拿不定主意。由于不同的口腔医疗机构管理水平、技术水平参差不齐，如何选择最适合的口腔医疗机构就医就是一个很重要的问题了。为方便大家的选择，这里对各类口腔医疗机构加以分析介绍，以后看牙就不用愁不知道上哪看啦。

口腔专科医院——最具实力的专业诊疗

口腔专科医院分为两类：一类是大学医学院附属的口腔专科医院；

另一类是专治口腔类疾病的临床型专科医院。

口腔专科医院简单讲就是只看口腔颌面部疾病的医院。特点是：规模较大，硬件齐全，设施完备，专业性强，专家多，能为患者的检查、临床诊断及治疗方式等提供良好的专业化服务。对疑难病、复杂病多科室会诊，为患者制订出符合实际情况的综合口腔诊疗计划，达到最好的治疗效果。

其中，大学口腔专科医院则是看病的同时还培养口腔医生。因为有临床教学任务，所以看病时可能遇到实习医师或者进修医师，治疗过程也是医院的教学过程，可能患者不太喜欢这样，但每一个口腔医生都是这样成长起来的，希望大家可以理解配合。此外，虽然是由年资稍浅的医师接诊，但整个过程都由上级医师全程监督控制，完全可以保证医疗质量。

由于专科医院专业性更强，治疗方法及项目更多、更广，所以，治疗费用比起其他综合医院的口腔科会相对高些；另外，由于专科医院分科比较精细，治疗过程中可能会经历多次挂号、多次排队的情况，比较费时间。这一点大家看病之前要心中有数。

建议：如果口腔疾病较多而且复杂，那么还是选择专科医院，以达到较好的治疗效果。

综合医院——最全面的医疗水平

综合医院口腔科既有各专业的专家、也有许多全科医师，即他们通常掌握了口腔临床医学中两个以上专业常见病、多发病的诊疗技术，因此，治疗过程中不必在多个医生间反复排队、挂号，能够节省一定的时间。所以，综合医院的口腔科是很多患者看牙最常去的地方。

综合医院口腔科常见病、多发病的综合诊疗能力较强。并且，综合医院的口腔科有其他科室做强大后盾，如果涉及全身综合性的疾病时，科室间的协作就很有优势了。

建议：一般性的口腔疾病可以去综合医院口腔科；如果在患有口腔疾病的同时，伴有心脏、血压、血糖等全身性疾病，为了身体安全，去综合医院的口腔科比较好，因为诊疗中一旦出现问题，可以及时转诊到相应科室治疗。

小贴士

在选择医院时，会发现不同医院划分了"级"和"等"。级通常指的是医院诊疗所覆盖的区域。三级面向省、市乃至全国；二级面向某一区域；一级面向社区、街道。级别越高，医院等级越高，这一点相信大家都知道。

口腔连锁医疗机构——规模经营，方便快捷

目前在国内有很多连锁性的大型口腔医疗机构，在某一个品牌下，在很多城市开设许多分店，规模化经营，类似于连锁快餐店、便利店。

这类连锁机构在欧美发达国家医疗行业中并不多，而在我国现阶段具有很强的生命力。连锁医疗机构大多分布在居民生活社区，方便地域内患者就医，免去了去大医院排队挂号，医疗流程繁琐等问题。

多数口腔连锁机构定位中高端，能够解决基本医疗问题，同时可以提供比医院更好的配套服务。连锁医疗机构非常注重品牌，有着医院不可替代的便捷优势，是适合普通患者解决常规问题的"便利店"。

建议：医疗服务中最重要的因素是人，无论在什么样的机构中，都需要找到最合适的医生。如果牙齿问题不严重，工作忙没有时间到医院，连锁医疗机构离家又近，又能够找到非常放心的医生，也是很好的选择。

专业诊所——专业人员的良心，口碑最重要

在国外，专科医院主要任务是教学、研究工作，所治疗的患者很少。一般患者也不会去专科医院看牙，因为在那需要极其漫长的等待，最终由实习医生接诊，好处是很便宜。

国外患者最认可的是由专业医生所开设的专业诊所，这是国外最成熟、最主流的一种行业状态。他们更加重视自身的品牌形象，会从一点一滴积累自己的口碑，而不会追求非常高的投资回报率、非常快速的"成长"。

专业诊所目前在国内仅仅是起步阶段，国内一些大城市也有了一些非常高级、非常专业的医生所开设的专业诊所，可以提供高医疗水准的治疗。专业诊所的优点是比大型专科医院更灵活、更个性化，患者可以获得比医院更好的服务。缺点是由于不能做到专科医院或者连锁医疗机构那样的规模经营，成本有时较高；同时，专业诊所提供诊疗服务的很多是高级别的医生，还会在就诊环境、诊疗时间等方面为客人提供最大程度的方便，所以在治疗费用上有时会稍高。

建议：对于诊疗环境、服务形式及诊疗方便等方面有较高要求、同时想获得最专业的口腔诊疗，可选择由专业人员开设的高端专业诊所。当然，国内现在也有不少非口腔专业人员开设的诊所，其治疗水平好坏不一，需要患者自己去仔细分辨。

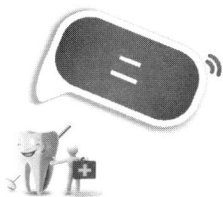

看懂专科医院里的科室设置

在国内，大部分普通老百姓还是习惯去医院看病。如果去综合医

院看牙病，只需要挂一个口腔科的号就可以了。但是，到了口腔专科医院时，看似简单的挂号问题却突然变得复杂起来：有时会不知道自己该挂哪个科的号，或者排了半天队挂上号后，却发现挂错了。真是太让人头疼了。那么口腔专科医院的科室都是治什么的呢？看牙时我该怎么选择科室呢？下面就为大家做一些简单介绍：

🦷 牙体牙髓科——牙疼和补牙

主要针对牙疼、牙齿缺损等问题，也就是治牙疼、补牙等。范围包括：各类龋齿，牙疼，牙齿敏感，牙体、牙髓组织疾病的预防、诊断和治疗等。

🦷 口腔颌面外科——拔牙、外伤

最主要负责拔牙，同时还包括涉及整个颌面部疾患的诊断和外科治疗，包括口腔颌面部的炎症、肿瘤、畸形、外伤、异物、唾液腺病、颞下颌关节病、唇腭裂及三叉神经、面神经疾患等。

🦷 修复科——镶牙，做牙冠

修复，俗称镶牙。从某一颗牙缺了一部分，到缺了一颗牙，到缺了几颗牙，到牙全没了，都需要去修复科镶牙。

需要大家知道的是：如果嘴里有很多问题，但最终目的是镶牙，那么就应该首先到修复科，制订一个综合治疗方案，之后按照此方案进行系统治疗，最后再回到修复科镶牙。按照这样的流程可以少走弯路，为大家省去很多麻烦。

值得一提的是，目前非常流行的美容牙科也以修复科为主，贴面修复、全瓷冠修复等都是改善牙齿美观、提升微笑魅力的重要手段，如果有这方面的需求，通常应该挂美容修复的专家号。

牙周科——牙龈红肿、出血，牙龈萎缩，牙齿松动

牙周科主要负责治疗牙周疾病。比如刷牙出血，或牙齿上有明显的色素、菌斑、牙石，再或者出现牙龈红肿、疼痛、出血溢脓、牙齿松动移位、咬东西没劲、口臭等情况时，都应该去牙周科。

牙周科最常见的治疗是洁治，俗称"洗牙"。牙周病还需要进行更深入的治疗，即"刮治"，或者牙周手术。

黏膜科——各类黏膜问题

除口腔溃疡外，当您发现唇红、唇颊黏膜、舌、腭、口底及舌腹、咽、牙龈等口腔黏膜有斑、丘疹、疱、糜烂、结节、坏死、白色或红色病损等病变发生时，应该首先考虑到口腔黏膜科就诊。

正畸科——矫正牙，带牙箍

通常指牙齿矫正，也就是人们常说的戴牙箍，主要治疗牙齿不齐，咬合关系不正常。有些医院还能提供睡眠呼吸暂停综合征（俗称"打呼噜"）的正畸治疗。

儿童口腔科——专给儿童和刚换完牙的青少年看牙

主要给 14 岁以下儿童、青少年看牙。治疗范围包括龋病、牙髓及牙根尖部的病变、牙龈和牙周病、牙齿替换过程的异常及早期

咬合畸形、外伤等。此年龄段的孩子处于乳牙列期，或者正在换牙，或者刚换完牙，他们的牙和成人不一样，所以他们的治疗也需要特殊考虑。

种植科——种植牙专科

种植科主要负责种植牙。

在国内很多医院，虽然很多科室都能种牙，但还有单独的种植科。这会令一些患者感到疑惑。

实际上，种植科的医生是以种植工作为主体工作，如果您的需求非常直接，就是进行种植义齿修复，那么挂种植科的号就会更方便；如果您的问题非常疑难，种植难度很大，也不妨直接挂种植科的号。反之，如果您的问题比较复杂，涉及其他修复、或者牙周等问题，则可以考虑其他能种牙的科室，在治疗其他疾病的同时完成种植治疗。

综合性科室——综合科、特需科、特诊科，综合诊疗，方便就诊

越来越多的口腔专科医院里，都在陆续开设综合性科室，而且综合科规模也在逐渐增大。

实际上，在口腔医学学科发展中，一直就有一种争论：学科应该继续细化分化，还是应该融合综合？这是全世界牙科界都在探讨的问题。

很多患者口内有很多问题，涉及多个科室，在专科医院里就要挂不同的号就诊；在几个科室之间往往复复的多次诊疗会耗费患者非常多的时间和精力。同时，很多时候需要从多学科的角度去考虑疾病，才能获得最佳的治疗思路。

正是因为认识到了这一点，在很多口腔专科医院中，陆续开设了"综

合科"等综合性科室。综合性科室可以为患者提供多学科的综合诊疗，不仅可以方便患者就医，同时可以提供更为合理的治疗方案和设计。

综合性科室里通常有两类医生：一类是比较年轻的综合治疗医生，他们通常对各个专业知识都有着比较扎实的基础，毕业后各专业综合培养，具备比较全面的能力，可以为患者提供综合诊断、综合治疗的服务，一般性的临床问题由这样一个医生就可以解决，让看病变得更简单；另一类是高年资的专科医生，他们某一个或两个专科里具有深厚的知识积累和丰富的临床经验，同时具有多专业的开阔视角，可以作为科室内年轻医生的专业后盾，把握复杂疑难病例的整体治疗方向。

综合性科室在口腔专科医院里已经越来越重要，在不同医院里也可能会有不同的名称，除直接叫"综合科"以外，有时还被称为"特需科"、"特诊科"等。

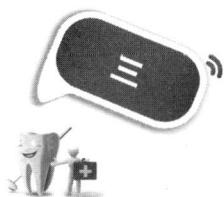

怎样选择牙科医生

很多人到了选医生的时候就会很疑惑，在挂号时会看到医师分成不同的级别：住院医师，主治医师，副主任医师及主任医师。这些名称都是什么意思呢？一般来讲，副主任医师以上的医生就会被称为"专家"，是患者根据医生的职称、工作年限、职务及专长等，给予的一种习惯性称谓。住院医师和主治医师也就是我们平时所挂的"普通号"的医师，住院医师在经过若干年的培训合格之后会晋升为主治医师。

去医院看病，无非是想知道:得了什么病？能不能治？该怎么治？

那么，治疗前该选什么样的医生是面临的一个重要问题。

疑难杂症——选大专家

所谓"专家"，他们一般都有独特专长，临床经验丰富，治疗技术高超。如果病情较为复杂，那么专家号当然是首选。

专家因为一般要承担很多教学、科研以及行政方面的工作，出诊的时间有限，慕名前来的患者也多，因此每个患者看病的时间可能比较短。越是高级别的专家，就越面临这样的问题。所以如果自身的疾病并非特别疑难，就不一定非要挂高级专家号。

常规治疗及定期检查——固定的熟悉的医生

如果您是常规治疗或定期检查，那么这时，最佳选择应该是中级医师。

他（她）们年富力强、思维敏捷、做事认真，事业处在上升期；同时由于其他教学、科研等任务相对较轻，出诊时间相对固定，这样既有利于疾病的诊治，又能避免看一次换一个医生，更有利于一般疾病的治疗和复查。

选择医生时，可以通过朋友或亲戚推荐的方式，这样可以增加彼此信任与熟识，有助于今后治疗。或者可以从当地的医疗管理机构或医院名单资料中选择自己信任、熟悉或口碑好的医师。

基础治疗日常维护——给自己个机会接触更多的医生

如果需要牙齿基础治疗及日常维护，那么普通号与专家号其实区别不大，普通号对大多数疾病都适用，一般来说，临床上 80%~90%

的患者看普通号就能解决；所以，如果是因为常见病初次到医院就诊，挂个普通号，由住院医师治疗也没有问题。

在普通疾病的诊疗过程中，你可以结识更多的年轻医师，了解他们的能力，也许这些医生将来就能成为自己的牙齿保健医生。

找个牙医做朋友——拓展人脉关系

和自己的牙医成为朋友，这是国外很多人的共识。一方面他们非常珍视自己的牙齿，另一方面他们一生中需要不断地去看牙，所以有一个可以信任的牙医对他们来说很重要。

现在，各类各样的牙科诊疗机构遍布身边，最理想的，是寻找一位让您感觉非常舒服的、您非常信任的医生做朋友。

找到一个值得信任的牙医，互相欣赏，互相尊重，不仅可以成为多年的老朋友，还能让他成为您的"私人保健医生"。一旦牙齿有了问题，一个电话就会得到帮助。

一个了解你口腔情况的医生更容易为您提出最适合的方案：什么时候该补，什么时候该拔，什么时候该镶，减少了很多麻烦的同时，在治疗及费用上其实也会得到最合理的建议。

如果想拥有最好的牙齿保健，就应该先找个牙医做朋友，这会让您随时都能享受更贴心的服务。

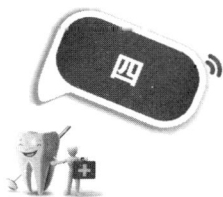

看牙前的准备

睡个好觉，保持良好的心情

放松心情，治疗过程不会太痛苦　对于看牙病，多数患者都有一种恐惧感，所以，即使有了牙病也不愿治疗，这样不但耽误了最佳治疗时机，也使治疗更复杂、更费时、更费钱。其实，现在的治疗技术非常先进，医生也会照顾患者的感受，所以大多数治疗并没有想象的那么痛苦。

焦虑情绪反而会增加痛苦　因为生病而情绪不好比较常见，但我们要注意自我调节，千万不要给自己过大压力。焦虑紧张反而会加重疼痛感，或者导致与医生交流不畅，甚至引发争吵或失去对彼此的信任，非但不利于治疗，心情还会更糟糕。

良好的心情带来良好的沟通，医患都舒服　良好的心情带来良好的沟通。医生和患者不是上下级关系，不是商业关系，不是上帝和信众的关系，当然也不是消费者和商家的关系。医生和患者之间应该是平等的，建立在互相信任的基础上的沟通对于治疗的顺利进行非常重要。

多数患者在治疗牙病前都会有恐惧心理，所以更愿意找一个自己信任的医生。这就需要患者与医生在治疗前要进行良好沟通，建立起互信，同时使医生充分了解到病情。患者对医生的信任程度越高，心情自然也越放松，治疗自然更顺利。

关于早饭

多数人需要吃好早饭　看牙前，一般都应该吃好早饭再去医院。大多数患者由于牙疼，经常会食欲不振，又想着尽快去医院解决问题，因此起床后不吃早饭，就急急忙忙赶到医院。治疗时见到医生拿起牙科器械，不免会产生紧张心理，结果出现头冒虚汗、手指冰凉、甚至有神志昏迷的低血糖症状。这主要是饿、累、紧张所造成的。因此提醒大家看牙前应该吃好早饭，特别是需要拔牙的患者，一定要早饭后才可以做治疗。

特殊化验需要空腹　有些检验项目随时都可以进行，不需空腹。但对于特殊项目的化验，则需要空腹抽血检查，如肝肾功能、血脂、血糖等，这在所有的医院都是一样的要求。对此，有些患者不理解，有的甚至不遵医嘱。

为什么有些化验要空腹抽血检查呢？其一，空腹能排除饮食等因素的影响，能够反映出人体血液中的真实情况，使检查结果更可靠。其二，吃东西后，食物中的某些成分进入血液，影响结果的准确性。其三，进食后，血液中会产生大量微粒，使血液变得"浑浊"，影响检测。

建议：为了使检查结果更为精确，避免出现误诊，为了自己的健康，一定要遵循医嘱。

容易恶心的人，看牙前要少吃　有些人特别容易恶心，平时刷牙、漱口都会恶心、作呕。而治牙时经常需要器械进入口腔，这些患者常会因为强烈的恶心导致无法治疗。如果你比较容易恶心呕吐，就诊前最好少吃点东西，以免造成呕吐、窒息等问题。

🦷 清洁好牙齿

不喝有色饮料，别让牙齿变色　看牙前几天要少喝含有色素的饮料例如咖啡、浓茶、红酒、可乐等；也不要吃容易使牙齿着色的食物，例如酱、深色调味料、咖喱等。同时，也不要吃饼干等带渣食物，以及黏牙的奶糖、软糖等。因为，它们不仅会让牙齿变色，导致医生无法准确判断牙齿健康状况，而且还会加重牙齿或其周围黏膜的不适。

不吃刺激性味道的食物　有刺激味道的食物尽量别吃。因为即便你刷了牙，也会在张口的瞬间发出令人尴尬的异味，特别是不要吃韭菜、大蒜等气味重的食物，以免影响口腔正常气味，影响医生对口腔病变的诊断。刺激性食物的味道容易让医生无法集中精力诊疗。

刷牙后再去看牙医　在看牙病前要认真刷牙，清洁牙齿。因为饭后牙齿周围会堆积很多食物残渣，检查时看不清牙齿状况。如果不刷牙，牙医会将一部分时间用于清洁牙齿，延长了治疗时间。因此，看牙前先刷牙，并且不要再吃东西，直到看完牙为止。

一些牙周疾病患者复查时医生需要评估口腔卫生状况，这时就需要您保持平时的口腔卫生状态去看医生，所以保持日常口腔护理行为即可，不必突击刷牙。

🦷 穿衣简单，方便活动

去看牙时要穿着简洁，方便活动。牙科治疗过程中需要反复漱口、冲洗，即使围有胸前保护巾，也会有喷溅，稍不注意就会弄脏衣物。所以，去医院看病，穿着不仅要简洁，还要活动方便。女士不要穿过于高级的服装，不戴过多的饰物，不穿皮草等毛绒过多的衣物。男士则尽可能不穿西装、系领带。

不要浓妆艳抹，医生需要看到你的"本来面目"

为了让医生见到患者真实状态，便于发现病征，明确诊断，在看病前不要化妆，更不要浓妆艳抹。如有需要也应尽量着淡妆，以免掩盖病情，影响医生的诊断。

身体各项指标与看牙的关系

心脏、血压、血糖是最重要指标　很多患者在治疗牙病时，都会因精神紧张而使心脏、血压等身体各项指标发生变化，这对于身体健康的人没什么，可对于高血压、心脏病患者，尤其是老年患者，就显得尤为重要了。

由于治疗中的刺激和患者自身的紧张，在治疗牙病时随时都存在着全身病发作的危险，如晕厥、休克、突发心梗、脑梗等。所以，如患有心脏、血压、血糖等疾病，在治疗牙病之前，务必提前告知医生，以便做好应急措施，防止发生意外。

在各项身体指标中，心脏状况、血压情况、血糖情况是一些最重要的指标，如果这些指标存在问题（血压 180mmHg 以上，血糖 8mmol/L 以上），很多牙科治疗是不能轻易进行的。

控制好指标再去看牙，医生也怕冒风险　您可能听说过高血压、心脏病等疾病，但不了解为什么患有这些疾病的人，看牙病还一定要慎重。因为对于此类疾病的患者，轻微的疼痛就可能引发血压升高，加上治疗时精神紧张，很可能引起心律失常、急性心肌缺血、昏厥等意外，重症者还可能导致严重后果。

为避免治疗过程中出现意外，如果存在这些高风险疾病，最好做好以下几点：第一，选择去正规的牙科机构就诊，因为这些机构除了备有完善的急救设施外，还有很多富有经验的抢救医师，保证安全。第二，在治疗前一定要告诉医生自己的病史，以免延误治疗。第三，在治疗前一定要检查身体各项指标是否正常，以便医生做好应急准备。

⚛ 带好以往看牙的病历资料

带着以前病例资料来看牙 看牙病时要准备好以往的病历资料。这样可以让医生更好地了解疾病发生、发展的全过程，使诊疗更行之有效。

牙病治疗不同于其他治疗，需要多次复诊，有些患牙即使治疗也会引起一些暂时性的并发症，因此，保留原始病历对于医生诊断和进一步的治疗是非常重要的，有些患者对病历和X线片等很不在乎，而且每次均重新使用新的病历本，这对于治疗是非常不利的。

建议：为了治疗的连续性，要好好保管病历和辅助检查治疗（如X线片、化验单等）。

全身疾病、家族疾病、药物过敏要如实告诉医生 看牙之前医生会详细询问你的全身情况，家族疾病，药物过敏情况，千万不要嫌烦，这是为更好的治疗。因为口腔疾病与全身健康有着密切联系，全身系统性疾病可累及口腔，在口腔内出现各种表现，口腔疾病也可以引起或加重全身其他器官的病变，对全身造成明显影响。如高血压、肝功能异常等，都会导致牙龈易出血。因此，不管是药物过敏史，还是家族史，对于这些看似平常的提问，患者都应如实回答。

所以，看病前应了解清楚自己以往的病史以及家庭主要成员以往的病史，让医生全面掌握情况，避免各种诱发因素，出现药物过敏等不良后果。

辅助检查

一张 X 线片胜过千言万语　当医生为患者治疗牙病时，常常建议患者拍摄 X 线片，这是为什么呢？简单地说，拍 X 线片是为了解决某些诊断上的问题并了解牙根和根周组织情况，以便进行治疗。

医生可根据 X 线片得到很多信息，如龋齿、根尖炎、牙周炎、牙槽骨的吸收情况、牙齿的发育、治疗效果的好坏及恢复情况。换句话说就是：患者不开口，病情自呈现。有时原来的病历资料丢失了，仅仅凭借一张 X 线片，我们也可以获得以往牙齿疾病和治疗的大量信息。因此，X 线片这一类放射诊断资料我们应该仔细地保存。

全身体检报告对牙医也有参考意义　全身体检报告会让医生及时发现影响身体健康的一些隐患，并能及时得到处理，所以全身体验报告对于口腔科医生来说，也有参考意义。尤其是在准备进行一些较大型的治疗前，口腔科医生也必须对患者的全身情况有所了解，及时地出示近期的全身体检报告，可以简化检查治疗过程。

家人陪同

一般治疗一个人就够了　现在医院看牙都有比较清楚的流程，因此大部分情况下一人独自就诊就可以，不一定需要家人陪同。

孕妇、青少年、老人及有特殊疾病患者等需要人陪同　特殊人群还是需要陪护的，例如儿童、孕妇、老人、残障患者及患有特殊疾病的患者。首先，家人陪同可以缓解患者看病前的紧张情绪；其次，对于这些人群来说，如需交费、取药或辅助检查时，家人陪同协助会更方便；最后，对于较为复杂的疾病，医生说明情况后，往往需要患者和家人商量，在家属的认可或签署书面同意意见后方能治疗。

制订整体治疗方案及签属相关同意书时最好有家人陪同　当您的病情比较复杂时，第一次就诊最好有家人陪同。因为第一次就诊时，医生会根据您的情况和辅助检查结果做出诊断，并向患者和亲属如实交待病情，说明治疗方案、价格及预后等，此时需要患者和家属的认可并签署同意书才能开始治疗。

在之后的复诊过程中，则不必每次都有家属陪同。

和美学相关的复杂治疗应该有家人共同确认效果　和美学相关的治疗，大多情况较为复杂，疗程较长，费用较高。专业医生经过全面检查后，会根据患者实际情况，结合患者不同需求，给予针对性的设计及治疗，而不是千篇一律用一种统一的治疗模式解决。

那么，这种针对性的设计是否符合您心里的标准？您又能否按治疗需求积极配合医生？每个人都有各自的看法与见解，所以当患者想通过美学修复牙齿的时候，不仅要考虑全口的牙齿情况，还要考虑别人美学评价。不管是美学修复，还是正畸治疗，为避免对治疗效果不满意，一般需要您和家人在治疗前共同对治疗方案及预期疗效达到一致确认，才能开始进行治疗，以达到医患双方都认可的最佳效果。

说清问题

由于医生的工作量通常非常巨大，能够为每个患者分配的时间非常有限，所以在就诊时要抓住自己疾病的关键，和医生沟通时直接切入主题就显得非常重要了。具体该怎么做呢？请看下面的内容吧。

症状、部位、时间、病史等，将问题逐一告诉医生　第一，哪里不舒服、怎么不舒服、什么导致的不舒服、多长时间了、我希望要解决什么问题，把这些一并告诉医生。准确直接，医生能迅速把握疾病的重点。

　　而像伴有头疼、胸闷、失眠等应该只能算是附属症状，它们可能是因为精神因素造成的，或者本来就是机体同时发生和存在的两种以上的不同疾病，应该放在后面说，同时最好单独另外安排时间看牙科之外的其他相关病症。

　　第二，告诉医生曾经做过哪些治疗、治疗的疗效、哪些症状消失了或者减轻了、哪些仍然存在甚至加重了等。

　　想解决多少问题，事先在脑子里列出顺序　一些患者来到医院，总是慌慌忙忙地叙述着如何难受、如何痛苦，然后就迫不及待地要求医生开个特效药，把所有问题解决。对于这样的要求，医生只能说：饭要一口一口吃，路要一步一步走，病也要一点一点地看。

　　因此，在看牙之前把自己想解决的问题按主次排列好，有顺序地告诉医生，才能更加自如地与医生沟通，将牙病一点一点地看好。

　　有些问题医生一看就知道应该怎么办　专科医师由于常年接触各类病例，所以拥有丰富的诊疗经验。尤其是经验丰富的高年资医师，当他们见到一些常见症状时，会迅速地指出病症因源所在，并在简短的观察以及问询后因病施治。此时患者所需要做的就是相信医生并配合治疗。

　　提出疑问和想法，听听医生的建议　当人们对治疗有疑义的时候可以大胆放心地向医生说明，告诉医生你所担心的问题，不管是对治疗的次数、治疗效果，还是你认为应该如何解决自己的口腔疾患。开放式的交流有助于医患沟通，能够让医生深入体会患者的感受，在此基础上提出更加个性化的诊疗方案。

（王月玲　杨　坤）

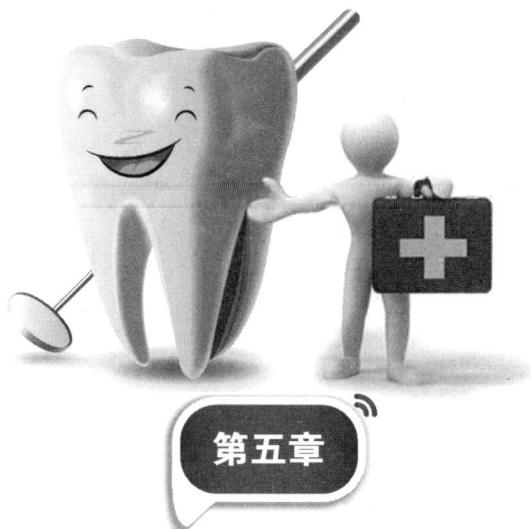

第五章

定期牙周治疗保持牙齿健康

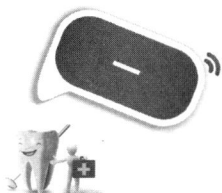

什么是牙周疾病

刷牙出血可别不当回事

很多人都有过刷牙出血的经历，除此以外也没有什么不舒服，所以就不当回事。但健康的牙龈在刷牙时是不出血的，健康的牙龈也不怕刷。一旦出现了刷牙出血，就说明牙周炎这个隐形杀手可能已经来到了您的身边。

有的朋友在发现刷牙出血后，再刷牙的时候就小心避开牙龈。其实，刷牙时因为害怕牙龈出血而避开牙龈周围只会使牙周的问题越来越严重。

正因为牙周炎早期除了刷牙出血以外没有太多不适的感觉，很容易被大家忽视，常会错过最佳治疗时机。所以，刷牙出血常常是口腔给你发出的最早的善意提醒，如果你置之不理，它就要给你颜色看看。你可能就会感觉到牙齿松动、咬不动东西、牙龈肿痛等更严重的症状，这就说明牙周炎已经到了比较严重的阶段。

牙周炎有什么危害

很多人没有意识到牙周炎的可怕。

牙周炎是危害人类牙齿健康的主要疾病，是引起成年人牙齿丧失的最主要原因，这也就是牙周炎所带来的最大危害。牙周疾病的发病率很高，我国 2/3 以上的人患有不同程度的牙周疾病。发病率这么高，为什么大家普遍不觉得自己的牙周有问题呢？这就是牙周炎的可怕之处。

早期牙周炎不会引起明显的不适，悄悄地潜伏下来，缓慢地破坏牙周组织，等你注意到它的时候，已经造成的牙周破坏即使接受治疗也不可能完全恢复。

经常听见有患者抱怨镶牙不报销、种牙贵，其实，如果能早一点关爱牙周，就不会发展到牙齿脱落的地步。所以，牙周炎并非真的可怕，可怕的是我们不重视它。牙周炎是可以预防的，方法得当的话，我们可以一辈子远离牙周炎的困扰。

另外，已经有大量的科学研究证实牙周炎与全身健康有着密切的关系，糖尿病、心脏病的发生和发展都可能与牙周炎有关，牙周炎的患者受糖尿病、心脏病影响的风险也要比牙周健康的人群高。所以牙周炎并不只是口腔中的"小毛病"，它还可能造成大后果。

🔵 怎样知道自己的牙周是否有问题呢？

牙周炎是慢性疾病，从最开始出现刷牙出血，发展到牙齿松动、脱落，一般需要几年、十几年甚至几十年的时间。如何早期发现自己的牙周问题，是治疗牙周疾病的关键。

牙周出现问题的早期通常有刷牙或咬硬物出血，比如咬苹果时发现有牙龈出血；其他表现还有照镜子时发现牙龈红肿、牙龈与牙齿分离，结合不再紧密、口腔内有异味或口臭。

牙周炎严重时会出现疼痛、牙周溢脓；有人会感觉牙齿松动，咬合无力，或者发现牙齿移位、牙缝变大；也有人会发现牙齿越变越长、牙龈退缩、牙根暴露。

🔵 为什么会得牙周炎？ 会不会遗传？

牙齿上位于牙龈附近的菌斑是引起牙周疾病的主要原因。菌斑是一层非常黏的、很薄的、透明的膜，没有颜色，肉眼看不见，牢固地黏在牙齿表面。如果不认真刷牙，细菌将在此迅速生长繁殖。而这些紧密贴附在牙面上的细菌会导致牙龈的炎症，进而影响牙周组织的健康。简而言之，牙周炎的主要病因就是牙龈周围脏了。

这个问题讲清楚以后，就要顺便讲讲每天刷牙的必要性。

菌斑被清除几个小时以后很快又会出现，成熟的菌斑 12 小时即可形成，所以，每天早晚刷牙对控制菌斑很重要。有人错误地认为不吃饭，口腔内就是干净的，可以不刷牙。其实当不吃饭或睡觉时，口腔内相对静止的环境更有利于细菌的繁殖。刚才我们也讲到了有人刷牙时担心牙龈出血，特意在刷牙时避开牙龈。事实上，牙龈的周围和牙齿邻面的牙缝之间，是最脏最需要清洁的部位，也就是这些细菌是牙龈炎症的罪魁祸首，如果因为怕出血而不刷牙，造成局部细菌进一步繁殖，牙龈炎症会进一步加剧，出血的情况也会越来越严重，这样就形成了恶性循环。而要打破这个恶性循环，就要靠对牙龈周围清洁的维护，也就是要好好刷牙，特别是要刷到牙齿和牙龈交界的位置。

　　牙周炎有一定的遗传因素，但不是遗传病。简单地说，就是父母有牙周病，子女就比较容易得牙周病，但子女不是一定会得牙周病。如果父母在比较年轻的时候就出现了缺牙的情况，那么要提醒您，您患牙周病的可能性也许会比普通人要高一点儿，您要对自己的牙周健康更加注意。

没有不舒服也应该定期看牙周

　　由于牙周疾病初期不易被察觉，另外，自己刷牙也常常会有清洁不到的地方，所以除了自我保健，还要定期接受专业的牙周检查和治疗，做到无病早防、有病早治。牙周炎越早治疗，效果越好，治疗也简单容易，痛苦小，花费少。每年做一至两次牙周洁治，预防牙周炎，防止牙齿脱落，会为你省下一大笔钱。二三十年洗牙的费用要远远低于种植一颗牙的费用，这笔账够划算吧！而且更重要的是，这样您将一直拥有一口健康的自己的牙齿。

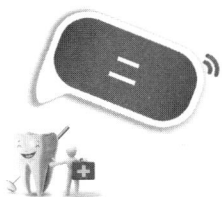

牙龈炎是牙周炎的早期阶段

🦷 牙齿周围的牙槽骨像土壤支撑着大树一样支持着牙齿

在我们的牙齿周围可以看见牙龈，牙龈的深部就是牙槽骨，牙齿周围的组织健康，牙齿就稳固。牙周炎是牙齿周围组织的慢性炎症，牙周组织如果发炎，会出现牙龈红肿，牙龈出血，同时牙龈深部的牙槽骨也会像水土流失一样变少。当牙槽骨破坏严重时，牙齿开始松动，严重时牙就掉了。

🦷 你知道什么样的牙龈是健康的吗?

牙周组织健康时，牙龈是粉红色的、牙龈坚实、边缘薄且整齐，牙龈呈扇贝状包绕着牙齿，牙龈与牙齿贴合紧密。当牙龈出现炎症的时候，牙龈颜色变深，呈鲜红或暗红色，牙龈质地变得松软、光亮，碰触时很容易出血。牙龈的形状也会发生变化，牙龈变得肥厚，牙龈与牙齿贴合得不再紧密（图5-1）。

🦷 牙龈炎阶段洗牙后是可以恢复正常的

牙龈炎是牙周炎的早期阶段，炎症只局限在牙龈部分，深层的牙槽骨还未受到影响。洗牙后牙龈可以完全恢复正常，牙缝不会变大。

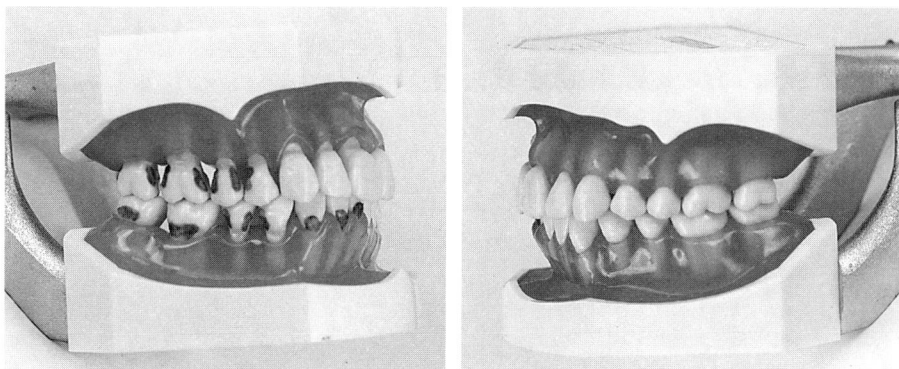

▲图 5-1　牙周炎（左图）与健康的牙周（右图）

但牙龈炎在洗牙后还需要掌握正确的刷牙方法并定期洗牙，才能有效地预防牙龈炎复发。

牙周炎阶段洗牙后牙缝经常会变大

牙龈炎阶段如果没有接受适当的治疗，炎症进一步发展，深层的牙槽骨会受到损害，牙槽骨变少，牙根暴露，牙龈与牙齿结合不再紧密，二者之间逐渐形成深沟，称为牙周袋。

牙周袋内藏污纳垢，很难靠刷牙清洁，成为菌斑繁殖的最佳温床。此阶段没有疼痛不适，但会有牙龈出血，也可能有口臭。早期牙周炎及时治疗可使损害停止，但治疗后牙缝会变大，退缩的牙龈不能再恢复原状了。虽然美观上有点瑕疵，但亡羊补牢，还是可以延长牙齿的寿命的。

有人害怕洗牙，担心洗牙后牙缝会变大。其实，牙缝变大并不是洗牙造成的，而是治疗不及时，病变发展所致。牙周治疗后炎症消退就使原有的病损暴露出来，如果不及时治疗，虽然牙龈肿胀暂时掩盖了病损，但这等于是讳疾忌医，后患无穷。

重度牙周炎会导致拔牙或掉牙

如果牙周炎阶段没有进行适当的治疗，牙槽骨的破坏会继续加重，可有牙周溢脓、疼痛、牙齿移位或松动，严重时就只能拔牙了，此时如果不拔牙，病变就可能会影响到邻牙。

所以，关心牙周健康要尽早，不要等到没有牙齿了才认识到牙周炎的厉害。

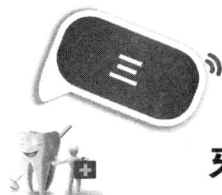

三 牙周病的治疗是一个系统工程

牙周病主要靠医生的治疗，吃药只适用于急症

有些人到了医院会说："医生我不想洗牙，能不能给我开点药？"这是一个非常错误的认识，大家一定要明白一个道理：牙周疾病主要是因为局部菌斑、牙石等刺激物引起的，治好牙周病也是要去除这些菌斑牙石，而吃药是做不到这一点的。这就好像家里有了一小堆垃圾，我们需要做的是把垃圾扫出去，而不是在垃圾上喷香水。

吃药只适用于急症。一般的牙周疾病不需要吃药，只有特殊情况下才需要辅助用药，比如有急性脓肿或伴有全身性疾病，抵抗力下降时才需要辅助用药，而发挥主要作用的还是局部的牙周治疗。有人觉得牙龈肿痛吃完甲硝唑后症状减轻了，这是因为吃药后急性症状减轻了，但牙周炎的病因并没有去除。所以，这种好转是暂时的，也就是说光吃药不治疗牙周是治标不治本的，当抵抗力降低的时候，还容易发作。

牙周炎是慢性病，治疗通常需要较长的时间，要多次复诊。病情越严重，治疗也越复杂。所以，牙周治疗要想取得好的效果，需要耐心，积极的配合。

牙周洁治是牙周治疗的第一步，也能有效地预防牙周疾病

牙周洁治俗称洗牙，洗牙是通过超声波振动将坚固的牙石去除。超声波工作过程中会产生热，所以，洁牙过程中机器会喷水降温，洗牙的过程中有人可能会有牙齿酸痛的感觉，不过一般并不严重，通常不需要麻醉。对于少数敏感特别明显的人，可以选择使用镇痛仪，来减轻治疗过程中的敏感。

至于洗牙过程中是否会出血，则要看牙周炎症本身是否严重。如果本身就存在比较严重的刷牙出血症状，那么在洗牙过程中出血就是非常正常的，有时甚至出血很明显，但是当牙石清洁干净以后，牙龈出血症状就会慢慢改善；如果牙周健康状况本身比较良好，每年定期进行牙周洁治维护，那么在洗牙过程中一般就很少出血。

喷砂能去除烟斑、色素，恢复牙齿的亮白

有人喜欢喝茶或有吸烟习惯，牙面上会有大量色素。这些色素很难单纯通过超声洁治彻底清除，有时需要在洁治后进行喷砂才能恢复牙齿原有的洁白。

当然，喷砂并不是每个人都需要做，喷砂并不能改变牙齿本身的颜色，只能去除牙齿表面的着色。喷砂后如果不改变原有的习惯，色素会很快长回来。

洁治后牙面粗糙，需要抛光

我们通常说的洗牙实际上应该包括洁治和抛光两部分。刚做完洁治，刚刚去除牙石，牙面会感觉到比较粗糙，舌头舔上去很不舒服，此时不必紧张，通过抛光就可以解决这个问题。

抛光后的牙面变得光滑，更容易保持清洁，而粗糙的牙面则容易存积菌斑。因此专业的牙医都会建议在洗牙后马上抛光。有些患者希望"少花钱"，在洗牙后拒绝抛光，其实是非常错误的。

牙周炎洗牙后还要进行龈下刮治和根面平整

堆积在牙齿上的牙石如果不及时去除，会沉积的越来越多，并延伸到牙龈的下面，使牙龈与牙齿分离。

牙龈炎病变较浅时，通过牙周洁治就能使牙龈恢复健康。但发展到牙周炎的程度，病变更深，只进行洁治就不够了。一般在洁治一周后需要复查，如果在牙龈之下仍有牙结石等脏东西的话，有必要继续进行龈下刮治和根面平整，就是医生使用精细的器械清洁牙龈的下面，彻底清除位于牙周袋内的牙石和牙菌斑，以及附着在牙根面上的刺激物。这样彻底清除干净后才能使分离的牙龈重新与根面贴附、生长在一起。

这些深入的治疗过程会有一些不适的感觉，一般需要进行局部麻醉，以减轻治疗的不适感觉。

严重的部位需要进行牙周翻瓣手术

通过基础治疗可以消除牙周炎症，使牙龈不再出血。但对于牙周破坏严重的部位可能仍有较深的牙周袋，这样的部位需要进一步做牙周翻瓣手术,将患牙的牙龈翻开,去除病变组织,必要的时候可能进行植骨术使牙周组织再生,这样才能让牙周组织达到接近健康的状态,最大程度地避免牙周再次发炎。

牙周翻瓣手术是门诊小手术,在牙椅上即可完成,不需住院,术后注意休息就可以了,一般不会影响正常工作。

需要强调的是,再好的医生、再系统的牙周治疗,其实也无法让发生病变的牙周组织完全恢复到得病前的状态,所以最重要的是预防牙周炎的发生。

牙龈切除术和牙冠延长术是最常见的牙周手术

有些患者希望通过治疗让自己的牙齿更漂亮,这时在关注牙齿的同时也要注意牙龈的形态。如果牙龈形态不规整,没有形成一条漂亮的曲线,牙齿也很难非常漂亮。有必要的话,在进行牙齿美容前医生可能会建议做一个牙周手术,对牙龈的形态进行调整,这一类手术称为牙周美容手术,包括牙龈切除术、牙龈成形术、牙冠延长术等(图5-2)。

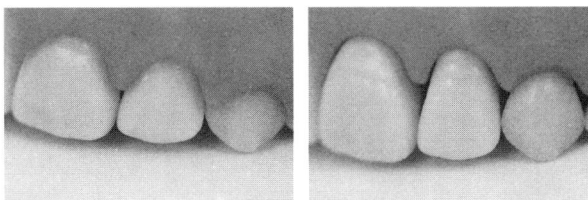

▲图 5-2 冠延长术前(左图)术后(右图)效果示意

有的患者服用药物或其他原因而导致牙龈增生,如果经过牙周基础治疗,增生的牙龈不能恢复原状,也可以进行牙龈切除术来恢复牙龈的外形。临床上常有一些外伤等原因导致牙齿断裂,最深的地方断在牙龈下面,在进行牙冠修复之前,也需要进行牙冠延长手术,手术的目的是暴露出断端,修复医生才能将牙冠做好。这类手术既有美观的作用，也有恢复正常功能、保证健康的作用。

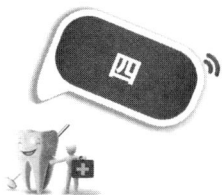

正规的洗牙不会损伤牙齿

洗牙后会出现牙齿敏感和暂时的不适应

很多人担心洗牙会伤害牙齿，确实也有不少人第一次洗完牙以后感到不舒服，于是就认为洗牙对牙齿有伤害。其实这是一种误解。

洗完牙以后，短时间内牙齿可能会有遇冷热敏感的症状，这种不适应通常在第一次洗牙后会格外明显。这是因为牙根表面的牙石去除以后，就相当于牙齿脱掉了一层衣服。只是这层衣服的"保护"作用极小，害处却非常大，如果不去除，牙根会越露越多，最终可能导致牙齿的松动脱落。但这并不是洗牙造成的问题，而是洗牙让问题"暴露了"。接下来，我们就应该着手处理这些问题，而不是对这些问题视而不见。

有条件的医院医生在洗完牙以后，会给患者接着采用氟化物做一次脱敏处理，可以在一定程度上缓解患者的这种不适感觉。

牙周治疗后的敏感期持续数天或更长，因人而异

牙周病情越严重，洁治治疗后的不适可能也越重。敏感期内可以尽量避免进食过凉过热的食物，选择脱敏牙膏刷牙，或者找医生再次进行脱敏治疗。

有人因为敏感而不敢刷牙，实际上，认真刷牙有助于敏感尽早恢

复。治疗后的不适需要一点耐心，不要因为暂时的不舒服就丧失了信心，中断了治疗。

洗牙会出血吗？

需要进行洗牙的患者一般都有牙龈炎或牙周炎，这时候洗牙是一定会出血的。因为这时牙龈出于炎症充血状态，失去了健康牙龈的韧性，质地偏软偏脆。但是不必担心，一般洗牙出血在两天之内就会好转，而且由于洗牙去除大量的软垢、菌斑等刺激牙龈的脏东西，牙龈的肿胀、出血都会比洗牙之前明显减轻的。

洗牙会感染肝炎、艾滋病吗？

正规医疗机构洗牙用的洁治器械是金属的，每个患者使用之前都经过高温高压消毒，肝炎病毒和艾滋病病毒在经过高温高压处理后会百分之百被消灭掉，所以在正规医疗机构洗牙是不会感染肝炎和艾滋病的。

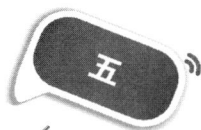

五

牙周治疗后能保持多长时间？

没有一劳永逸的牙周治疗

牙周治疗要想保持长久的效果，医生只能起一半作用，另外一半作用要靠自己。牙周治疗后要靠自己保持良好的口腔卫生习惯。除此以外，还要遵从医嘱，定期复查。

牙周炎的特点是容易复发，没有一劳永逸的牙周治疗。如果刷牙不彻底，食物残渣会形成软垢，时间久了堆积的菌斑、软垢就会再次钙化形成牙石，牙石形成的这一过程是 24 小时不间断的，即使每天我们都很认真地刷两次牙，日积月累之下，还是会形成一些牙石的。而牙石粗糙的表面更有利于菌斑的附着，而且刷牙或冲牙器等都不能去除牙石，这就需要定期去医院进行牙周洁治。

很多人治疗牙周后觉得牙周炎好了，就不再复查，等再次出现不适去医院检查的时候，常常发现牙周炎又复发了，结果既浪费钱、浪费时间，又承受了更多的痛苦。所以定期复查是非常重要的。

复查间隔要多久呢？

一般牙周治疗后，医生会根据病情的严重程度和口腔卫生保持的好坏，确定复查的间隔时间。病情稳定并且口腔卫生保持良好，可每年定期进行牙周洁治；病情较重或者口腔卫生不良者，间隔时间为半年或 3 个月。

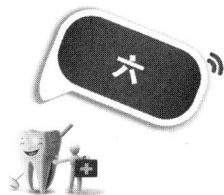

六

怀孕时患了牙周病怎么办？

妇女在妊娠期间，有时会发生牙周急性的炎症，全口牙周突然发生严重的病变，这就是妊娠期牙周病。这是因为牙龈非常容易受女性激素的影响，怀孕期间女性的雌激素大大增多，牙龈对局部刺激的反应增强，使原有的牙龈慢性炎症加重，所以牙龈很容易发炎。

对于育龄妇女来说，怀孕前最好进行一次全面的口腔检查，及时发现及治疗原有的慢性龈炎以及龋齿等，整个妊娠期应该注意口腔卫生，一旦出现牙齿疾病，应该尽早去医院寻求牙科医生的帮助。

经过治疗以后，这些症状可以得到缓解，一般到分娩后病损可逐渐减轻或消退；但是如果没有经过治疗和控制，有些患者会出现牙齿迅速松动、脱落的情况，对于口腔健康就是一个非常严重的损害。

（贾惠梅　曹晓静）

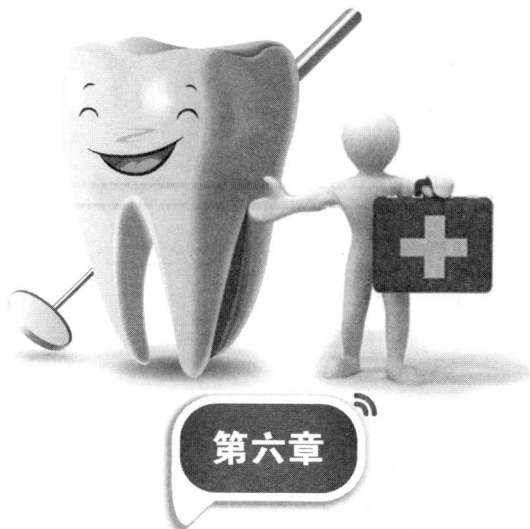

第六章

牙疼了就要耐心慢慢治

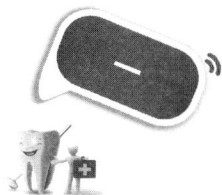

有了坏牙一定尽早补上

人们常常把龋齿称作"虫牙"或"蛀牙",真的是小虫子把牙齿啃掉了吗?当然不是!科学研究告诉我们,是细菌的侵蚀造成了龋齿。

致龋的多种因素主要包括细菌和牙菌斑、食物以及牙所处的环境等。一旦得了龋病,牙齿在颜色、形状和质地方面就都会发生变化:开始时牙齿表面脱矿、变白,透明度下降,我们称之为"白垩色";随后由于口腔内色素的沉着,局部变成黄褐色或棕褐色;最终牙齿表面进一步破坏,就形成了龋洞;龋洞一旦形成,自身是不能愈合的,就需要找口腔科医生补牙去啦。否则,牙齿会越坏越大,以至于肿胀、疼痛甚至于拔牙。

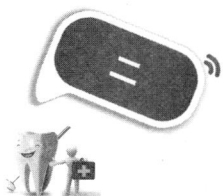

牙疼起来没有偏方能解决

剧烈牙疼尽快到急诊处理

如果牙齿发生了剧烈疼痛，一定要到正规的口腔医院急诊处理，千万不要自己胡乱用药或者用什么偏方，包括含凉水、塞药片什么的都不是正确的做法，甚至会耽误病情，导致更严重的后果。

牙疼可能是牙神经发炎了，但也可能是其他疾病

牙疼不是病，疼起来真要命。很多人一牙痛，就觉得可能是牙神经发炎了。其实也并不一定，很多种牙科疾病都可能伴发牙痛的症状，其各有特点，了解一点牙疼的知识，在看牙之前做一个简单的判断，可能会让我们更容易地对症挂号，尽早获得医生专业的治疗帮助。

深龋 当牙齿上的龋洞比较深大的时候，在没有刺激的时候不疼，这颗牙一接触凉水或者酸甜的东西就疼。这个时候抓紧时间治疗，可能还不必治疗牙神经，治疗过程相对还会比较简单，费用相对较低。

牙髓炎 当龋坏已经深达牙髓以后，牙髓受到细菌感染而发炎。典型的急性牙髓炎会出现自发痛，阵发性发作，半张脸都疼，周围的牙也疼，吃冷热时疼得更重，晚上疼得睡不着觉，并且患者自己也不知道具体哪个牙疼。这些急性症状在发展到非常严重以后，可能会慢慢减弱，这时并不是牙髓发炎自己就好了，而是发展成了慢性牙髓炎，

再发展，就会发展到牙根发炎的程度，也就是根尖周炎。

根尖周炎 在牙髓炎阶段如果还没有进行及时处理，炎症就会到达牙根部分，并且导致牙根尖外部发生炎症，就是根尖周炎。

根尖周炎有急性期和慢性期。

在急性期，由于炎症较明显，常常表现为患牙和周围组织的肿痛，患者明确知道自己哪颗牙疼。初期只有局部不舒服、发木、发胀，甚至咬紧患牙反而有舒服的感觉。继而患牙出现伸长的感觉，出现自发性、持续性钝痛，咬牙时不仅不能缓解症状，反而引起更为剧烈的疼痛。病程至此，病期多已三五日，患者感到极端痛苦。常诉有因疼痛逐日加剧而影响睡眠和进食，还可伴有体温升高，身体乏力等全身症状。

当根尖周炎发展到慢性期后，一般就没有明显的自觉症状了，有的患牙可能还会有咀嚼时的不适感，但是并不明显。这绝不是牙病自己就好了，而是病变扩散到了更广泛的部位，有时会形成颌骨内的囊肿，有时会在牙龈上出现长期不愈的脓包，时长时消。这在身体上其实是形成了一个很大的病灶，即使不舒服并不明显，也还是应该赶快去找牙科医生治疗。

三叉神经痛 有些患者感觉到一个区域的牙都疼，但是很难确定到底是哪一颗牙出现了问题，这时就应该考虑是不是三叉神经出现了问题。三叉神经是口腔周围的一组感觉神经，它发生感受异常时就会觉得口腔颌面部某一个区域疼痛。三叉神经痛的特点是当触碰到脸上某一个特殊部位时，就会突然引起固定部位的剧烈疼痛，这个特殊部位我们称之为"扳机点"。

急性龈乳头炎 这也是一种急性发作的疾病，患者会感到牙齿突然开始非常剧烈的疼痛，可以是剧烈的自发性疼痛，疼痛持续，胀痛，但可以准确知道哪个地方疼。在检查时可能会发现疼痛部位的牙齿没有严重的问题，而牙龈红肿，尤其是两颗牙之间的牙龈（即牙龈乳头）红肿非常厉害，这可能就是急性龈乳头炎。其原因可能是牙龈因为食物嵌塞或者外伤等原因，受到了强烈的刺激所造成，一般通过清洁、上药，逐渐就可以缓解。

牙周脓肿　同样是牙龈出现肿胀,同时患牙的唇（颊）侧或舌（腭）侧牙龈出现椭圆形或半球状的脓肿突起，肿胀部位的牙龈红肿光亮，手按时又起伏感，患牙有波动性疼痛，同时能够感觉到牙齿已经松动，咬牙时候明显疼痛等症状，这时很可能就是牙周脓肿。

急性上颌窦炎　上颌窦是鼻窦的一部分，很多原因会导致上颌窦发炎。当发生急性上颌窦炎时，感到疼痛的一侧上方后牙可出现类似牙髓炎的疼痛症状。但此类疼痛一般为持续性的胀痛，而且还含有大范围的牙疼症状，同时眼眶下方的面颊部也可能出现压痛，患者有时还伴有头痛、鼻塞、脓涕等上呼吸道感染的症状。这时，就应该到耳鼻咽喉科就诊了。

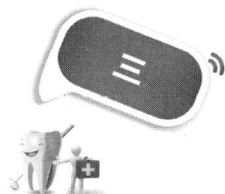

补牙这件事儿

我的牙齿是怎样补上的?

多数人都有补牙的经历，我的牙齿究竟是怎么补上的呢，这是许多人心中的疑惑。

其实说来很简单，补牙包括三步（图6-1）：①去腐，就是用牙钻清除牙洞里的食物残渣，龋坏的牙体和细菌；②备洞，就是把清洁后的干净的牙洞磨成一定的形状，便于填充材料；③充填，就是把补牙的充填材料放入牙洞中，恢复牙齿原有的形状。

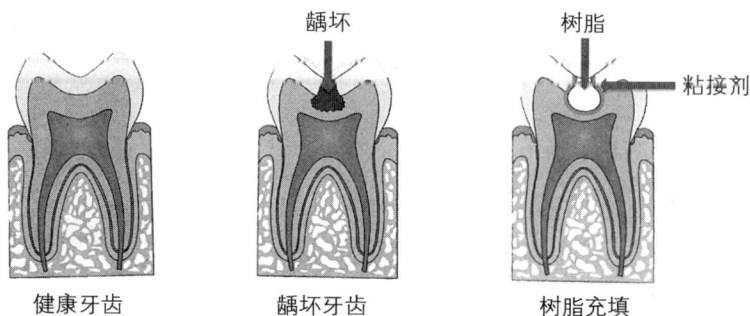

▲图 6-1　补牙的过程

补牙并不一定是一件痛苦的事

一提到补牙，牙钻尖锐的"嗞嗞"声立刻在耳边回绕，同时伴有一种酸痛的令人汗流浃背的感觉，这是大多数人的经历，两个字——恐惧。

的确，多年以前，用牙钻磨牙确实疼痛难忍，甚至在古代这曾经是一种刑罚。但是，随着麻醉药物的发展，补牙就像打针吃药一样，并不是一件非常痛苦的事。

只需一小支麻药，你就可以安心地躺在牙椅上，闭上眼睛，张开嘴巴，感觉似乎有一个小扫把在牙齿上扫来扫去，最多也就是半个小时，尽情享受这悠闲的时光吧！

补牙的费用很高吗？

由于受到所选择的补牙材料的影响，补牙的费用不尽相同。

但与根管治疗相比，补牙所付出的费用与时间精力可就低得多了。由于牙齿疾病是不能自愈的，一旦牙齿上有洞，那么补牙就是早晚的事，而且越早治疗，花费越少，因此建议您的牙齿疾病还是早发现早治疗吧。

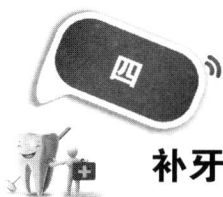

补牙治牙过程中可能遇到的专业术语

在治牙过程中医生可能会在交流中用到很多专业术语，有些医生可能会很耐心地用一些通俗易懂的话语来解释，但如果我们能对这些术语适当了解，就会让自己和医生的沟通效率更高，更容易和医生取得共识。

树脂充填

树脂充填也就是我们常说的"补牙"，是牙体疾病治疗中最常用的方法。通常是用牙钻去除龋坏的牙体组织，并进行必要的修整，然后将与牙齿颜色接近的树脂粘到牙上，恢复牙齿的正常外形。

嵌体修复

嵌体是一种嵌入牙体组织内部，恢复牙体缺损的形态和功能的修复体。当你的牙齿出现的缺损面积较大时，就可以采用嵌体修复。

嵌体的制作过程比较复杂，第一次治疗同样是由医生对患牙进行一定的预备，然后制取非常精确的牙齿印模，灌制出模型，送到技工室进行制作；待技工室制作完成以后，第二次就诊时医生才能把嵌体粘接到患牙上。

因为是在技工室精雕细刻的结果，与在临床上直接用树脂充填相比，其与牙的适配性更好，抛光性和机械性能也好，并且可以很好地恢复功能牙尖，这对于恢复牙齿的功能是更有利的。常用的制作嵌体的材料有金属、陶瓷和树脂等。

现在也有利用计算机辅助设计与加工的技术完成的嵌体，可以在椅旁一次性完成，也是一种非常理想的修复形式。

根管治疗

假如我们把牙齿看作是一片叶子，那么根管之于牙齿就相当于叶脉之于叶子，牙齿的灵魂——牙髓（包括牙神经、血管和淋巴管）就在根管中穿行。当牙髓受到细菌感染时，就必须去除全部感染的牙髓和根管系统内的其他感染物质，保存牙齿，阻止病变向根尖周组织发展，这就是大名鼎鼎的"根管治疗"，俗称"杀神经"。

根管治疗包括两个步骤，一是通过机械清创和化学消毒的方法全面清除病源刺激物；二是严密充填根管，达到消除感染源，堵塞、封闭根管空腔，防止再感染的目的。

经过根管治疗的牙齿是无髓牙，虽然失去了来自牙髓的营养，但是在无感染的情况下，它仍可以行使咀嚼功能，维护了牙列的完整。

对于牙髓，专业牙医的原则是，能保留时千方百计一定要保留，确实不能保留时绝不姑息手软。

冠修复

经过了根管治疗的牙齿我们称之为死髓牙。牙齿经过根管治疗后会出现以下几方面变化：①死髓牙的牙齿组织大量丧失，从而牙齿发生折断的可能性大大增加；②由于死髓牙中有机物的丧失，使得牙齿的强度和韧度都降低；③由于死髓牙的生化性质发生了改变，因此光线通过牙齿时的折射发生了改变，这就是为什么我们看到的死髓牙都是色泽污暗。

为了恢复牙齿的美观和功能，同时防止出现牙冠折断，医生经常建议给患牙制作一种牙冠修复体，俗称"牙套"，覆盖全部牙齿表面，恢复牙齿的功能，同时起到保护牙齿、预防牙齿折裂的作用。常用的制作冠的材料有金属、陶瓷和金属陶瓷复合体。

桩核修复

当牙齿组织破坏太大了，直接制作牙套固定不住时，还可以设计一个"桩核"，恢复牙齿的外形，其中放置在牙根的根管内的称为"桩"，露在根管外部的称为"核"，最终在桩核的基础上进行冠修复，恢复牙齿的外形和功能。

这种方式最大程度地挽救了破坏严重的牙齿，避免或者延缓了拔牙，这一系列的治疗方法就称为桩核修复。常用制作桩核的材料有金属、碳纤维、玻璃纤维、氧化锆等。

根尖手术

小李的右下后牙多年前曾经做过根管治疗，并且做了一个漂亮的牙冠，简直是以假乱真。可是近几日在这颗假牙下方的牙龈处拱起了个小脓包，小李把它刺破了，留出了一些脓液，可是没过几日小脓包又出现了。小李很苦恼，一早就来到了牙科医生处，经过仔细的临床检查，并给牙齿拍摄了 X 线片，牙科医生很严肃地告诉了小李："你的牙齿根尖发炎了，必须进行根尖手术。"

什么是根尖手术？手术很危险吗？需要住院吗？碰到这类情况，很多人都会非常紧张。

根尖手术是当没有其他办法进行牙髓治疗时，为了防止拔牙，而进行的一个小手术。目的是去除牙齿根尖周的病变组织，预防复发和促进骨愈合。

根尖手术是个门诊手术，不需要住院，不必太过紧张，一般的患者都可承受，但是对于患有系统疾病、全身健康状况较差的患者，例如血液病、未经控制的糖尿病、免疫系统损害等患者则是不适宜手术的。

根尖手术通常包括根尖切除术、根尖搔刮术、根尖倒充填术、穿孔修补术等。由于受到手术入路有限、术区小以及解剖结构的限制，根尖手术操作困难，需要非常有经验的专业牙科医生才能完成。

五

树脂充填是永久的吗？

树脂充填一劳永逸吗？

复合树脂由于其美观、操作简便、价格相对较低等优点深得临床医生和患者的喜爱。但是复合树脂耐磨性相对较差以及树脂硬固后伴有体积收缩等缺点也是不能回避的问题。因此，就目前而言，复合树脂充填还难以达到一劳永逸。

近年来围绕复合树脂的这些问题，人们进行了大量研究工作，材料不断更新发展，其耐磨性、色泽稳定性、聚合收缩等获得了很大提高，使复合树脂越来越耐用。

树脂充填后需要注意些什么？

损坏的牙齿好不容易补上了，应该注意什么呢？

首先，在短期内，新修补的牙齿有可能出现遇冷热刺激敏感的现象，此时应尽量避免这种刺激，一段时间后，这种敏感症状就会自然消失。

其次，在牙齿充填后，一定要注意口腔卫生保健，每日早晚刷牙，使用牙线清洁牙间隙，以防止出现充填体继发龋齿和新的龋齿。对于缺损较大、用树脂充填的前牙或尖牙，不要去啃咬硬东西，以防树脂或牙齿折断。

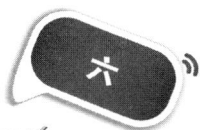

六 根管治疗过程中的不适或疼痛是一个过程

根管治疗需要来医院很多次吗？

这个问题要看患者的具体情况。

对于牙髓刚刚发炎的病例，由于细菌感染尚未深入，因此一次性完成根管治疗是适合的。

但对于较长时间的死髓牙，或者已经发展到根尖周炎的患牙，以及治疗失败需要再治疗的牙齿，一次性根管治疗不能彻底地清理和封闭根管系统，存在远期成功率降低的风险。这时就应该进行根管消毒、封药，减少根管内细菌的含量，然后再进行根管充填，整个治疗就可能需要来医院2次甚至更多次，才能提高治愈率。

另外，根管治疗是一项复杂精细的临床治疗，如果一次完成，患者常会因操作时间长而疲劳不适。对于配合困难的患者，适当增加复诊次数，就可以减少患者每次就诊的时间，减少治疗后的不适。

根管治疗后会有很大的反应吗？

根管治疗是一项有创伤性的治疗，就像任何手术一样，术后可能有不同程度的反应，可以发生在几次就诊之间，也可以发生在根管充填后。

就算医生在进行根管治疗过程的操作十分仔细，术后的疼痛和肿胀有时仍然是不可避免和不可预测的。大多数的术后反应为轻度不适，约 25% 的患者会出现中重度疼痛，2%~4% 的患者出现急性发作的剧烈疼痛。这种反应与患者的身体状况、牙齿状况和治疗步骤都有关系。

局部理疗和口服抗生素可以减轻根管治疗的术后反应

预防性服用抗生素以减轻根管治疗术后反应是没有意义的，因此没有必要在根管治疗后常规服用抗生素。

但对于存在感染或有全身系统性疾病的患者，应在医生的指导下使用局部理疗或抗生素来减轻术后反应。对于疼痛可服用阿司匹林和布洛芬类药物缓解。

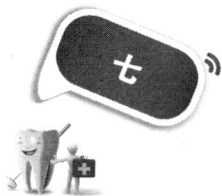

七

根管治疗是万能的吗？

根管治疗后的牙齿还会疼吗？

在根管治疗过程中或充填后，一部分患者会出现局部肿胀、咬合痛、自发痛等症状，这是根管治疗的术后反应，可以根据医嘱适当口服止痛药、消炎药，一段时间后疼痛症状就会消除。

但是，医学不是万能的，根管治疗也不是万能的。

由于可能存在牙根管形态的变异，牙根部的微裂纹、隐裂纹等问题，并不是所有的牙齿在根管治疗后都能够痊愈的。还有极少数患者根管治疗后牙齿持续不适，甚至局部肿胀，出现牙根部牙龈的破溃流脓（瘘管），这就说明根管治疗失败了。

在这时，医生将会针对具体问题制订相应的治疗方案，有可能进行根管再治疗，也可能建议采取根尖手术的办法继续治疗，有时无法再治疗，也就只能拔牙了。

根管治疗后的牙齿变脆了吗？

做完根管治疗后，医生总是会跟我们说："不能咬硬东西啊，您的牙齿变脆了。"这是怎么回事呢？

首先，根管治疗前的牙齿往往由于龋齿、牙齿折断、咀嚼磨损等原因已经丧失了很多牙体组织，而根管治疗时钻开牙齿更加重了这种组织的破坏，由于牙体组织的大量减少，牙齿变得脆弱，即使是正常的咬合力，也可以导致这些部位出现断裂。

其次，根管治疗后，剩余牙体组织的物理性能也出现了不可逆的变化，特别是脱水，有报道根管治疗后磨牙的强度与韧度减少14%。

因此，牙齿结构完整性的丧失、水分的丧失和牙本质韧性丧失的总和，会使牙齿变得不如健康时结实，这就是我们常说的"牙齿变脆了"。

八

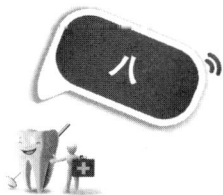

补牙为什么需要拍 X 线片

正规的牙医都需要看牙齿的 X 线片

牙齿是一种硬组织，就像骨头一样，医生只能看到牙面的情况，至于牙内部和牙在骨头里的部分，则需要通过 X 线检查，帮助医生看到那些肉眼无法观察到的情况：比如发现一些隐匿性的龋齿；可以检查龋损的范围和深度；对于以前曾经做过的充填体或者修复体，可以发现是否存在继发龋，是否已进行完善的牙髓治疗；还可以帮助诊断牙齿发育异常、牙外伤、牙根折以及牙周病、牙髓根尖周病等。

因此，在补牙治牙前，通常都需要拍摄一张 X 线片，这是非常必要的；在很多治疗以后，也需要拍摄 X 线片，这是检查治疗效果所必需的。

X 线对身体有很大影响吗？

人们往往将射线同癌症相关联，谈到射线就色变，这其实是一种投鼠忌器的表现。其实通过正确的人体防护，例如戴上铅围脖，可以有效地阻挡射线，我们就可以将这种影响降低到趋近于零。

另外，与传统的 X 线胶片相比，数字化放射照相可以大大减少患者接受放射线照射的剂量。文献报道，拍摄一张数字曲面体层影像的辐射剂量相当于坐半个小时飞机所受到的辐射；拍摄一张头面部 CT 的辐射剂量相当于坐两个半小时飞机所受到的辐射；而拍摄数字 X 线小牙片的放射剂量完全可以忽略不计。而且，与临床的胸片、CT 检查相比，口腔科的 X 线检查放射剂量真的是非常非常小（表 6-1）。因此，完全不必担心口腔治疗中所需的放射检查的辐射问题。

表 6-1　X 线设备剂量对照表

X 线设备	剂量
牙科 CT	2.5 小时飞机
牙科曲面体层片	0.5 小时飞机
小牙片	几乎可以忽略不计
胸片	相当于 3 张牙科 CT
大医疗 CT	相当于 70 张牙科 CT

当然，对于妊娠期的女性，从绝对安全的角度考虑，还是应该尽量避免接受 X 线的检查。如果确实需要进行放射检查，应该充分做好防护。

（楚小玉　刘诗铭）

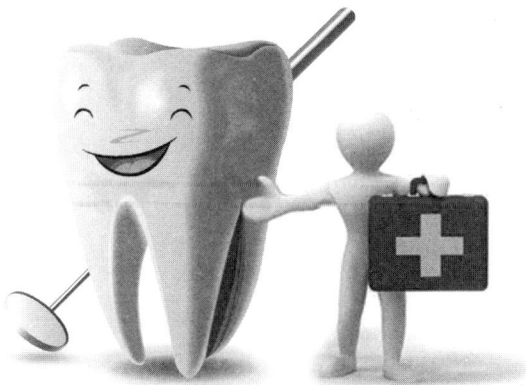

第七章

做牙冠（牙套）

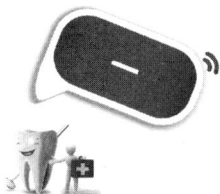

您的坏牙该做冠吗?

随着患者对口腔疾病治疗的了解逐步深入，越来越多的患者都多少对牙冠有所了解。诊室里我们也经常会有患者问："大夫，我的牙再坏补不了了吧？是不是得做个牙套包起来？"这里患者提到的"牙套"，就是牙冠的俗称了。更具体一点说，指的就是给牙齿做一个全冠进行修复治疗。

牙冠，通俗来说就是一个"套"。牙冠一旦修复完成，原来的牙齿就被包裹在牙冠里面不再暴露于口腔了，因此说"牙套"做上以后就是"把牙包起来"也没有错。那么，牙齿坏到什么程度就要做牙冠给"包"起来呢？

通常，有以下一些情况的患牙，我们会建议患者做个牙套：

坏得太大，补不好的牙；

坏得太大没形状的牙，或者长得有点不正的牙；

牙隐裂，牙髓活力未见异常或者经牙髓治疗已无症状者；

因氟斑牙、变色牙、四环素牙、锥形牙、釉质发育不全等，不宜用其他方法修复或患者要求美观而又永久修复者（不好看但是别的方法效果又不好的牙）。

看了上面说的适应证，您大概了解了什么时候患牙要做个牙冠给"包"起来了。然而，是不是牙齿坏了做个冠包起来就万事大吉了呢？是不是牙齿坏了都能做牙冠呢？当然不是！以下一些情况，医生不能给患者制作牙冠：

牙体无法取得足够的固位形和抗力形（做牙冠套不住）；

严重的错𬌗畸形未矫正（牙长歪了，歪得太厉害了）；

没有做牙冠的空间；

年轻恒牙未完全发育好，做牙冠磨牙时容易露髓；

患者身体或心理上接受不了磨牙；

易患龋齿或严重牙周炎但未控制；

对修复材料过敏。

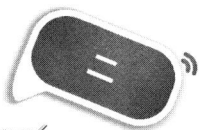

什么是打桩？打桩疼吗？打桩就是种植牙吗？

有的时候医生还会跟您说，您的牙需要打个桩才能做牙冠。这个所谓的桩是什么东西呢？您的牙需要打桩吗？这个词听起来太可怕了！这个问题笔者会在后面详细解释，因为有个问题需要您先了解。

有的患者一听说自己的牙得打桩当即就脸色煞白，一身冷汗地大叫"别别别！我可不打桩，我害怕，太疼了！"其实，您大可不必担心这一点，有很多患者其实是混淆了打桩（桩核冠修复）和种植所以才如此闻"桩"色变（当然真的进行种植也不必担心有多疼，看看介绍种植牙的章节相信您就明白了）。医生所说的打桩并不是在牙槽骨上打钉子，而是打在患牙的根管里。只要建议您做桩核冠的牙，那一定是做好了根管治疗的，桩，只是打在了神经原来待的神经管里，而神经早就杀完了，所以您放心，不疼！当然，打桩也就完全不需要做手术啦。

打消了对"打桩"的顾虑和恐惧，我们再来看看桩是个什么东西，您的牙需不需要"打桩"呢？其实所谓"打桩"就是指制作桩核冠进行患牙的修复。在临床上，医生会根据您的患牙的具体情况向您建议是否需要进行桩核冠修复（到底什么时候需要打桩请您接着看下文）。

如果您觉得以上的介绍看起来还是太多不好记，简单记住一条：牙缺得太大了，就得打了桩再做冠了。道理其实很简单，如果牙齿坏得太大了，牙冠"包"上去就很容易脱落了。就像地上有个消防栓，拿个水桶扣上去就把它包住了；如果地上是个井盖，您就别往上扣水桶了，往哪扣呢？没地方扣，卡不住。

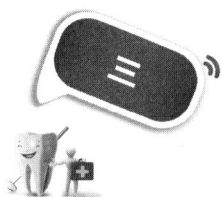

做牙冠必须要打桩吗？

其实，看了前面的部分，您也一定能想到，做牙冠并不是都需要打桩。只有当牙冠剩得太少了，不打桩直接做牙冠固定不住的时候，我们才需要打一个桩到牙根内，提供额外的固位力。接着前面一节最后举的例子来说，如果地上是个井盖，您直接往上扣水桶是没地方扣的；但是您可以把井盖掀开，往井里栽一个大树桩子进去，再往树桩子上扣水桶。这样，树桩子上的水桶就能卡住了。这样说来，您就明白了，您的牙齿如果缺损太大了，医生就会建议您打桩，然后再做冠（图7-1）。

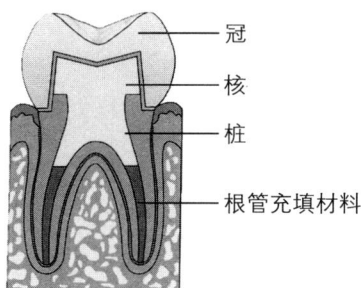

冠
核
桩
根管充填材料

▲图 7-1　桩核冠

　　也有一些特殊情况，您的牙齿即使缺损不是那么大，医生也会告诉您，做冠前得先打桩。一种情况，就是在前牙区域。这主要是因为前牙行使功能的时候，受到的侧向力多，打桩可以对牙齿起到增强作用。所谓侧向力，其实不难想象，您的后牙咀嚼的时候，主要是上下牙基本正对着咬；而在前牙区域呢，您可以想想您咬苹果的时候，您的前牙是先切进果肉里面，然后把一块苹果给撬下来的。另一种情况，是在您的牙齿需要纠正方向的时候。比如有的患者其实牙坏得不多，甚至有时候只是单纯的牙齿长歪了。这时有些患者不希望进行正畸治疗，而是希望做个牙冠来改变牙齿的形态和方向。这种情况下，医生常常要给患者的牙齿杀了神经，然后打桩，才可以做冠。这主要是因为在牙齿形态或者方向需要较大纠正的时候，医生在给您的牙齿进行牙体预备（简单说就是按照要求把牙磨小）之后，剩余的牙体组织会相对比较少。另一方面，这时打桩可以改变牙根的应力分布，使牙齿进行修复后能尽可能好地行使功能。

95

四

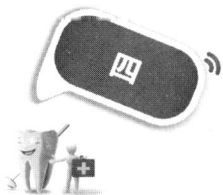

打桩当时就能打好吗?

打桩能不能当时打好要看用什么种类的桩。通常，如果使用金属铸造桩核、氧化锆全瓷桩核等需要个性化制作的桩核，那么您需要就诊至少两次。第一次医生会对您的牙齿进行预备，然后制取一个印模，印模送往技工室制作桩核；第二次就诊时，医生会给您试戴桩核，桩核调试合适后，给您粘固桩核（通常粘固后可以开始牙体预备进行全冠治疗）。如果使用预成桩（就是事先加工好的标准桩，有不同的型号，材质也有玻璃纤维、金属等），那么通常可以一次就诊就完成桩核的制作和粘固，接着进行后续的全冠治疗。

五

牙冠几次才能做好呢?

总的来说，做一个牙冠通常需要就诊 2~3 次。这首先有一个前提，就是您的牙齿已经完成了其他治疗。比如，常常有的患者来了就说自己想做个牙冠。但是如果您的牙齿患有明显的牙周炎而没有治疗，医生通常会告诉您先进行牙周治疗再制作牙冠。或者您来到诊室一检查，发现以前没有进行彻底的根管治疗，那么医生通常也会让您进行根管再治疗之后才可以制作牙冠。

如果您的牙齿已经进行了完善的其他治疗，可以进行全冠治疗了，那么通常的治疗过程是这样的（这里指不需要桩核修复的情况，需要桩核修复的情况在前面一节有讨论）。第一次就诊医生会进行牙体预备，就是我们通常说的把牙"磨小一圈"。之后医生会给您的牙齿制取印模，将印模送往技工室制作牙冠。如果您的牙齿制作金属全冠，那么通常下次治疗医生会将制作好的牙冠进行调磨抛光，调节合适后直接粘固，完成治疗。如果您选择制作一个金属烤瓷冠或者全瓷冠，那么医生有可能会告诉您多复诊一次，这主要是为了试戴一次基底冠（这类牙冠分两层，基底冠是内层，试戴一次有助于更加精确地制作牙冠），下次复诊时粘固牙冠完成治疗。当然，如果您的牙冠需要最终粘固前调整颜色，医生也可能会根据需要让您在就诊当天多等一会儿或者增加一次复诊。

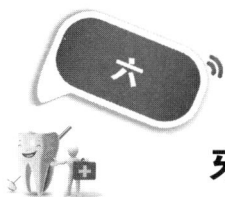

六

牙冠是怎么固定在牙齿上的？

这个问题如果狭义地讲，牙冠是粘上去的。所以作为患者的您，一定要听大夫话，如果告诉您 24 小时后这颗牙才能咬东西，那么您务必等够 24 小时，牙冠粘结实了再使用。

当然，牙冠在预备体（就是需要套牙冠的牙）上的固位与多方面因素有关，这里简单介绍一下便于您增进对治疗的理解。牙冠的固位主要来源于三方面：摩擦力、约束力、粘接力。

牙冠与预备体间的摩擦力，取决于二者接触面间的摩擦系数和正压力。摩擦系数与材料和接触面的性质有关。正规医疗机构用来制作牙冠的材料都有国家标准来规范，可以放心选用。而接触面可以使其更粗糙获得更大的摩擦系数，所以医生在给您粘固牙冠前，可能会根据需要适当进行一些处理（比如喷砂、酸蚀等）增加摩擦力。另一方面，选择好的医院和技工室制作的牙冠与预备休之间密合度好，可以增加接触面上的正压力，从而增大摩擦力。

约束力对于牙冠而言具体可分为轴向约束力和非轴向约束力。轴向约束力主要依靠摩擦力。而非轴向约束力的大小与修复体及预备体的形状有关。简单地说，预备体越高，固位越好；反之则固位越差。举个例子来说，您家里醋瓶子的盖子可以比较轻松地掰下来（一定注意是斜着用力掰下来，此时克服的主要是非轴向约束力；而不能垂直用力拔下来，拔下来需要克服的主要就是轴向约束力了）。但是您如果想把钢笔的笔帽也掰下来，相对就会比较困难了。这是因为醋瓶子的盖子比较矮，而钢笔帽相对比较高。比较高一些的钢笔帽就比醋瓶子盖有更好的固位形。明白了这个例子，您就可以理解，有的时候大夫会告诉您，您的牙冠太短了，做不了牙冠。这时不是大夫不愿意给您做，而是牙冠太短的话，做了牙冠也用不久，会掉下来（有时大夫还会讲您的牙太短只能做金属冠，这是因为金属材料比较结实，磨牙的时候磨的量相对少，所以磨完以后您的牙齿还能刚好够高；如果做烤瓷或者全瓷冠，磨完以后牙齿就不够高了）。

至于粘接力，只要您到正规医疗机构进行治疗，用于粘接牙冠的材料都是合格产品。您要注意的前面已经写到，就是您得听大夫的话，等牙冠粘结实了才能用。

七

牙冠做好了该注意些什么？

牙冠做好以后有以下几点要注意。

　　首先就是不适随诊：就是说您的牙齿做完牙冠有什么不舒服，一定要及时来看。另一点就是要注意清洁。千万不要觉得牙齿做完牙冠以后就万事大吉了，虽然细菌没法再侵蚀牙冠，但是牙冠和牙齿交界的边缘区域仍然可能被细菌侵蚀发生继发龋。而且如果牙齿的清洁和维护做得不好，仍然不能免于发生牙周的炎症。因此做好牙冠之后，您仍然要好好刷牙，还要认真地每天至少使用一次牙线。还有一点，就是千万别做好了牙冠就感觉铁嘴钢牙咬什么都不怕了。有的患者觉得做好了牙冠，终于可以咬东西了，就再也不怕吃硬的东西了，甚至有的患者会专门用做好的牙冠去嗑瓜子、啃螃蟹，这样就可以省着用别的好牙了。其实这样的想法是不对的。如果您用牙冠去咬硬、韧食物，那么牙冠很容易损坏。尤其是烤瓷冠或者全瓷冠，因为瓷材料质脆，很容易崩裂。即使您的牙冠是铸造金属冠，您也得考虑牙冠里面的牙是曾经坏过的，再怎么也不如好牙结实。所以，您做好牙冠以后，一定要避免咬过于硬、韧的食物。

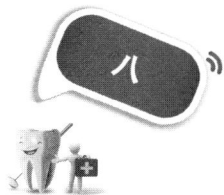

八

牙冠能用多少年？

　　如果您的牙齿坏了，需要进行全冠修复，想必这一定是您最关心的问题之一。不过如果您到正规的大医院就诊，大夫大一般不会给您打包票说牙冠做好了一定能用多少年，这是为什么呢？

　　其实，不止是大夫打不了包票，就算是专门研制修复用牙材料的专家们也不知道给您做的牙冠一定能用多少年。由于目前临床使用的制作牙冠的口腔修复材料多种多样，加工方式、材料种类、品牌型号均有不同，再加上临床研究对于病例的选择、观察样本量、观察年限等也会有所不同，因此得出的牙冠的修复成功率不会完全一样。然而，多数对于不同材料牙冠的临床研究显示，临床常用的各种牙冠修复的成功率都在90%~98%，观察年限从1年~10年不等。

当然，成功率不能狭义地来理解。举例子来说，比如您打算做的牙冠，临床5年成功率在95%。那么是不是说您做了这个牙冠以后，运气好，赶上95%里边了就能用5年，运气不好赶上5%里边的话到5年牙冠就坏了呢？这么理解就有些片面了。您的牙冠做好以后，作为医生的我们更关心您的牙冠是不是能够在那95%里面。而能不能成为成功的那95%，就要靠您积极配合医生的治疗并且修复完成后认真地做好牙冠的维护工作了（牙冠做好后的注意事项参看上一节内容）。

有的时候，在治疗之前大夫就会先告诉您，您的牙齿有哪些条件是不好的。比如您的牙齿缺损太大了、牙根太短了、牙冠太短了等。受到这些不利条件的影响，大夫甚至可能事先告诉您，给您做这个牙冠只是试试保留患牙，预后可能不好。但是即使有这些不利条件，也请您认真做好牙冠的维护工作，积极配合大夫的治疗。风险总是存在的，无论它有多大，只要您确定希望保留患牙并进行治疗，良好的维护都是让患牙发挥最大效用的必要条件。

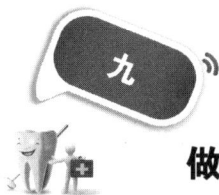

九

做牙冠、打桩用的金属有毒吗？

目前正规医疗机构使用的合格产品您都可以放心。所有用于制作牙冠、桩核的金属都是无毒的。尤其是贵金属类，都具有相当好的生物相容性，因此不必为此担心。非贵金属中，钴铬合金类也可以说有很好的生物相容性。然而，某些用于制作牙冠、桩核的非贵金属合金中，含有金属镍。这主要是为了增加合金的延展性，降低其硬度。但是镍比较容易引起过敏，因此对于有敏感体质，比较容易过敏的患者，推荐使用贵金属合金制作的牙冠和桩核进行修复。

做了金属的桩核、牙冠影响以后做 CT、核磁吗?

口腔内的金属义齿或者银汞合金充填物对于核磁成像（MRI）检查的质量会有一定影响，因此进行 MRI 检查时建议对于可摘义齿要全部取下。而对于固定在口内的金属桩核、牙冠则并不一定都需要拆除。并非所有材料的金属桩核、牙冠都会对 MRI 的成像质量产生很大影响。目前对用于制作金属桩核、牙冠的合金材料的研究显示，不同合金材料在 MRI 成像时产生的伪影大小是不同的。对于贵金属类材料，尤其是高金合金材料制作的牙冠或桩核，对于 MRI 成像几乎没有什么影响；而镍铬合金制作的牙冠或桩核会产生较大面积的伪影，其中所含的镍是铁磁性物质，有可能对于伪影的大小有很大影响。而目前比较受欢迎的全瓷冠则对核磁检查没有影响。因此，如果您有定期进行头颈部位核磁检查的需要，或者考虑到以后有可能需要进行头颈部核磁检查，那么建议您在制作修复体前与您的医生沟通，尽量选择全瓷材料，如果确实需要应用金属材料时，也应尽量选用贵金属材料。

十一

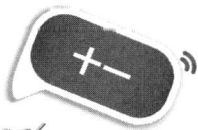

金属牙冠会不会因为太硬而磨我的好牙呢？

牙冠做好以后，只要和对颌牙齿有接触，那么是一定会磨您的好牙的。我们需要关心的是，牙冠会不会把对𬌗牙磨坏。如果牙冠和对𬌗牙磨耗的速度是基本相当的，那么我们就不用担心牙冠会把好牙磨坏。

目前对于制作牙冠用的各种材料进行的研究中，研究者通常会把釉质（就是牙齿表面的一层结构）的磨耗性能与各种材料的磨耗性能相比较。一般认为，金属的磨耗性能与其硬度有关。非贵金属中，纯钛的磨耗性能比较接近天然釉质。贵金属合金由于硬度相对低，因此更不易磨损牙冠对面的牙齿。

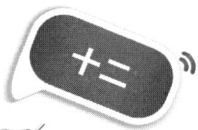

十二

全瓷冠结实吗？

全瓷冠相比传统的金属冠、金属烤瓷冠，可以获得更加令人满意的美学效果，因此近年来越来越多地受到牙科医生和患者的青睐。然而陶瓷是典型的脆性材料，因此全瓷冠是否结实这个问题不仅患者关心，医生也关心。

早期的陶瓷强度较低（挠曲强度仅 50Mpa~60Mpa），成为其致命的缺点。然而如今应用于牙科的全瓷材料已经经历了百年的发展，挠曲强度已经提升至 600Mpa~900Mpa 甚至超过 1000Mpa，可以满足临床牙科应用的要求。

当然，材料的性质不是决定牙冠是否结实的唯一影响因素。尽管现代牙科陶瓷已经具备了较高的强度，但是陶瓷材料仍然是一种脆性材料，无法企及金属材料的延展性。因此临床上全瓷冠的崩瓷、碎裂仍然会有发生。只有根据适应证恰当地选择全瓷材料的种类，并且根据具体的口内情况设计制作全瓷冠，才能使最终的修复体经久耐用。

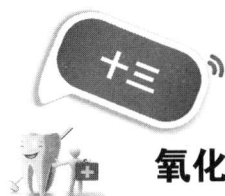

十三

氧化锆全瓷冠是不是最好的全瓷冠？

前面已经提到，全瓷冠相比传统的金属冠、金属烤瓷冠，可以获得更加令人满意的美学效果，因此很多患者更愿意制作这类更加美观的全瓷冠。而无论是从网络上，或是从其他渠道，患者经常会听说一个叫做"二氧化锆冠"的名词，并且这种牙冠常常被宣传为"最好的全瓷冠"。那么这个"二氧化锆冠"到底是不是"最好"呢？

所谓二氧化锆冠，是指全瓷材料的主要成分是四方晶系氧化锆，因此有时会被简称为氧化锆冠或者锆瓷冠。目前应用于牙科的全瓷材料中，锆瓷材料在牙科全瓷材料中具有最高的挠曲强度（不同文献报道在 600Mpa~1000Mpa 不等），断裂韧性也较高。所以，简单地说氧化锆全瓷材料在牙科应用的各种全瓷材料中是最结实的。

然而最结实的材料就一定是最好的材料吗？这个就不一定了。氧化锆全瓷材料尽管有着优良的机械性能，但是它本身的半透明性相对其他全瓷材料较低，也就是说用氧化锆全瓷材料做出来的牙冠有可能不够"透"。因此对美观性要求很高时医生可能会建议选用其他全瓷材料。另外，如果为了提高美观效果，在氧化锆瓷外层添加饰瓷，类似于金属烤瓷冠，内层是氧化锆，外层是更美观的饰瓷，可以达到很好的美观效果。但是饰瓷材料与氧化锆瓷材料的结合现在尚有不足，因此有些情况下容易发生崩瓷导致修复失败。

因此，氧化锆全瓷冠不能片面地理解为"最好"的牙冠，在选择冠修复的材料时，您需要与医生沟通，结合自己的主观需求，来挑选最合适的材料。最适合您的牙冠，才是最好的牙冠。

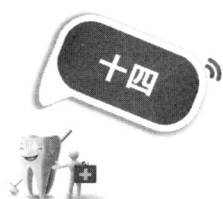

十四

您的牙做哪种牙冠最好？

如何选择一种好的牙冠，想必是每位患者都十分关心的话题。我们不妨将上一段最后的话来作为本段的开始。最适合您的牙冠，才是最好的牙冠。

牙冠根据制作材料不同，可以大体分为金属冠、金属烤瓷冠和全瓷冠三种。我们下面逐一介绍。

金属冠是所有牙冠中最结实的一种，同时也是最难看的一种。所以当您的患牙位于后牙区，很少显露不容易被人看到时，或者即使偶尔会被人看到但您并不介意时，可以选择金属冠修复。当然，由于金属强度较高，因此磨牙量较少（可以这样理解，把牙磨短1mm，这个空间如果做金属牙冠，可以承担咬合力；如果做1mm厚的陶瓷牙冠，承担咬合力时瓷会碎），所以在有些咬合力比较大，或者牙冠高度不够，或者制作牙冠后还要作为活动义齿的基牙的时候，医生会告诉您只能做金属冠。

这里我们介绍的金属冠指的是铸造金属全冠。实际上按照制造工艺不同，还有锤造金属全冠，但是由于技术落后，不易达到足够的精度，现已基本不用。另外还有一种预成的金属冠（加工厂已经制造好，并非按照您的口内印模制作），这种冠因为是预先加工，与患者口内的实际尺寸不合适，密合性没有保障，目前仅用于儿童乳牙的临时修复，不能用于患牙的永久修复。

而在金属全冠中，又可以选择贵金属和非贵金属两种材料。两种材料顾名思义，贵金属价格贵，非贵金属便宜。但是价格不是您需要考虑的唯一因素。在前面的章节已经探讨过，非贵金属尽管价格便宜，但是大多含有镍，容易过敏的患者不宜选用。而且铸造全冠用的非贵金属多为铁磁性材料，有头颈部核磁检查需求的患者不宜选用。非贵金属由于硬度又比较大，对于对颌牙齿的磨耗可能会更明显。另外，非贵金属因为延展性比贵金属差，相应的加工出的牙冠就不如贵金属密合。前面我们讨论过，牙冠的密合性和它在患牙上的固位力是相关的。简单举个例子，您家厨房贴磁砖的时候，一定得把缝隙腻得越密越好，要不以后吸潮了容易掉。除去以上这些，有些患者尽管对非贵金属并不过敏，但是粘固非贵金属牙冠后会发现冠边缘的牙龈缘会被染色成灰色。这是一种特异反应，事先无法预知。尽管这种情况发生率很低，而且除了牙龈着色一般并无其他不适，但是如果您担心发生此类情况，还是建议您选择贵金属材料。在选择金属材料时，需要提醒您的是，不是所有的贵金属都是黄金的颜色，有些贵金属也呈银色，不要只看颜色，可以跟您的医生确认金属的种类。

金属烤瓷冠简单分可以分成内层的基底冠和外层的烤瓷两层。内层的基底冠是金属的，外层的烤瓷颜色尽量与真牙相似。最终的修复体也是比较结实的，同时还能比较接近天然牙的颜色。通常您可以选择不同金属的烤瓷冠，其实选择的就是用哪种金属来制作基底冠。与铸造金属全冠类似，烤瓷冠也分为贵金属烤瓷冠和非贵金属烤瓷冠，前者贵后者便宜。选择的时候，前面介绍的选择金属冠材料时所考虑的那些问题，您都得考虑。除此之外，因为金属是不透光且有颜色的，所以制作金属烤瓷冠的时候还需要外层的烤瓷能遮住内层金属的颜色。有研究认为，由于亚洲人天然牙色多偏黄（或红），所以黄色的贵金属作为基底冠，在进行烤瓷后即使透出一点黄（或偏红）也无妨，恰好可以模拟天然牙的偏黄（或红）。虽然不是所有研究者都一致认为如此，但是业内多数医生和研究者认为，不仅从边缘密合性考虑，同时从美观角度考虑，贵金属（金合金）也比非贵金属更适合作为金属烤瓷冠的基底冠材料。需要特别说明的是，由于需要尽可能保障牙冠的耐用性，金属烤瓷冠常常仍然会有金属边缘，因此您不要指望您做个烤瓷冠就能一点都看不出来。虽然美观效果比金属冠强的不是一星半点，但还是很难达到以假乱真的地步。

那么除去传统意义上的贵金属（金合金）和非贵金属（镍铬合金），在有的医疗机构您可能还会了解到制作金属冠或者金属烤瓷冠的材料还有钛。尽管金属钛用于制作铸造冠或烤瓷冠确实可以弥补传统非贵金属材料的一些不足（比如金属钛对核磁影响很小、过敏较少、生物相容性好、硬度较低不易磨损对殆牙），但是钛的铸造温度比传统的合金材料高很多，且表面极易氧化，所以加工难度大，技术敏感性高，并不能算很好的选择。另外，钛金属用于制作牙冠时间较短，不如传统合金成熟。

总的来说，全瓷材料制作的牙冠可以获得比起金属冠和金属烤瓷冠更加美观的修复效果。因此如果您的口内条件允许，经济条件也允许，又希望获得更加美观的修复效果，建议您选择全瓷冠。但是目前临床使用的全瓷材料有很多种，而且不同品牌的不同成分的陶瓷材料名称也不一样。当然它们的特性、价格也都不一样。您在和医生沟通的时候，医生通常会根据您的口内情况为您选择材料，但是向您介绍的时候可能只会介绍制作一个全瓷牙冠。这时候医生会考虑很多因素。举例来说，如果您制作一个后牙的牙冠，医生可能考虑到承受的咬合力量比较大，会给您推荐制作氧化锆全瓷冠；如果是前牙区域，需要承受的力量可能并不大，您的牙齿本身颜色比较"透"，医生可能会给您制作一个二硅酸锂基全瓷冠。您和医生沟通的时候，没有必要非要问出来做了个什么牌子、什么型号的全瓷冠，因为即使问出来也没有什么用处，您得到的很可能只是一堆字母而已。更重要的是您要向医生了解清楚您口内的状况，比如今后这颗牙冠承受的负荷大不大，因为这点会限制可以使用的全瓷材料种类；另外要向医生讲明您的需求，比如，您希望牙冠更结实一点呢，还是希望更美观一点呢；您希望牙冠做出来颜色与您的牙齿颜色特别接近呢，还是希望适当遮住原来牙齿的颜色变得白一些呢，等等。医生了解您的具体需要后会和您沟通您可以选用的有哪类材料。通常来讲，各个医疗机构的收费并不完全一样，但是目前氧化锆全瓷冠常常会贵一些（与加工方式有关）。您在挑选材料的时候，做到物有所值即可，既不必追求一定要做氧化锆的，也不必追求做最贵的。还是那句话，挑选一个最适合您的牙冠，就是最好的牙冠。

总之，挑选牙冠种类的时候，您一方面要听医生向您讲明您的情况允许您选择哪种牙冠，另一方面也要将自己的需求讲给医生，共同讨论，选出最适合您的牙冠。

（刘欣然　李　祎）

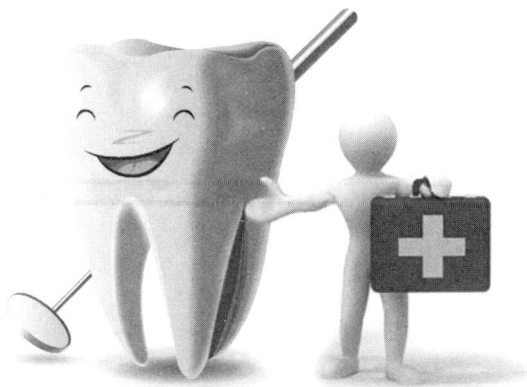

第八章

拔 牙

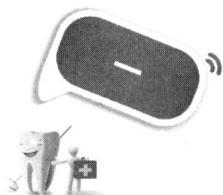

牙齿受了外伤要尽快去医院

摔倒、磕碰等意外很容易伤到我们的牙齿，一旦受伤了该怎么处理呢？不要慌张，按照下面的指导来做，能得到更好的治疗效果：

第一，简单的处理。如果有牙折碎片或脱位牙齿可以先在家里处理一下，用冷水冲洗 10 秒，保存在生理盐水或牛奶中，也可以放在嘴里含着。注意不要用锐器刮牙根表面！不要自行擦拭牙齿断面或晃动牙齿，因为这会加重外伤的损害，对后续治疗产生不利的影响。

第二，尽快到口腔急诊科，配合治疗，定期复查。即使牙齿没有折断也要就医，因为远期可能出现牙髓坏死、牙冠变色、牙根吸收。

第三，牙齿受伤往往伴随其他部位的损伤，必要时需先排除神经系统损伤与颌骨骨折。

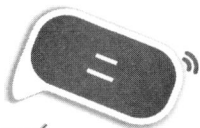

什么时候尽量保留，什么时候忍痛割爱？

牙齿对每个人来说都是很宝贵的，没有人愿意无缘无故地拔牙。所以，牙齿有问题是能保留还是要尽量保留，但以下情况除外：

恒牙已经萌出，相应乳牙还未脱落；

牙齿缺损过大，无法修复；

重度牙周炎无法治愈的牙；

多生牙，可能或已经影响牙齿的整齐；

有问题的智齿；

正畸减数牙　正畸前有些人需要拔掉几颗牙，以保证良好的效果；

病灶牙　对于难以彻底治愈的患牙，它携带的致病微生物或毒素向周围组织扩散，引起严重的疾病，如颌骨骨髓炎、上颌窦炎，这种病灶牙是必须拔除的。

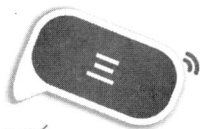

拔牙的痛苦有多大，如何减轻拔牙的痛苦？

"太紧张了，太害怕了，想想就恐怖！"一部分人在拔牙前特别的紧张。其实，拔牙没有大家想象得那么可怕。拔牙前都会打麻药，现今的麻药效果很好，你不会觉得痛，但是能感觉到有人在碰你的牙。拔牙的痛苦主要出现在拔牙后3~4个小时，麻药失效之后。痛苦的程度因人而异，与个人体质、耐受能力、拔牙的复杂程度、拔牙过程中的创伤大小都有关系。拔牙后2~3天内可能出现：伤口隐隐作痛、少量渗血、局部肿胀、张不开嘴、低烧，以上这些症状都是拔牙后正常的反应，不用太担心。但是，如果出现大口大口地吐血，或者是拔牙后第3~4天突然出现剧烈持续疼痛、吃止疼药都不能止痛则需要及时到医院就诊。

如何减轻拔牙的痛苦：

定期口腔检查，及时发现留不住的坏牙，尽快拔除。千万不要拖到剧烈牙痛的时候再拔，那时候炎症会严重影响麻醉效果。另一方面，严重腐烂的牙拔除过程中容易折断，大大增加拔牙难度！

拔牙时放松心情，积极地配合医生可以有效地缩短治疗的时间。

拔牙后适当吃点止疼药（芬必得或布洛芬），注意不要吃太多。

24小时内冷敷，防止肿胀过度，48小时后热敷，促进消肿。

保护伤口，促进伤口愈合，具体做法见本章最后部分。

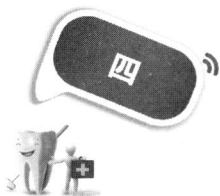

四 拔牙打麻药会变傻吗？

有些人会问："医生，打完麻药会不会变傻？"尤其是一些儿童的家长担心麻药会影响到孩子的智商。对于这个问题，我们要仔细分析一下。

口腔科的麻醉可以分两种情况：局部麻醉和全身麻醉。局部麻醉时药物主要局限在口腔部分，不会进入血液循环，而且所用麻药量比较小，在短时间内（6 小时）内就会彻底被身体代谢掉，所以局麻药是不会影响智商的。而全身麻醉主要用在儿童口腔全麻治疗和口腔颌面外科大手术的情况，目前为止，没有研究说明全麻药物会影响人的智力。

五

智齿一定要拔吗？

智齿是从前面中间向后数的第八颗牙齿，不是所有人都会长智齿，而且有智齿也不一定需要拔除（图 8-1）。只有智齿出现问题除了拔牙别的方法又治不好时才需要拔掉。总之，智齿到底是拔掉还是保留，最好是听从医生的建议。

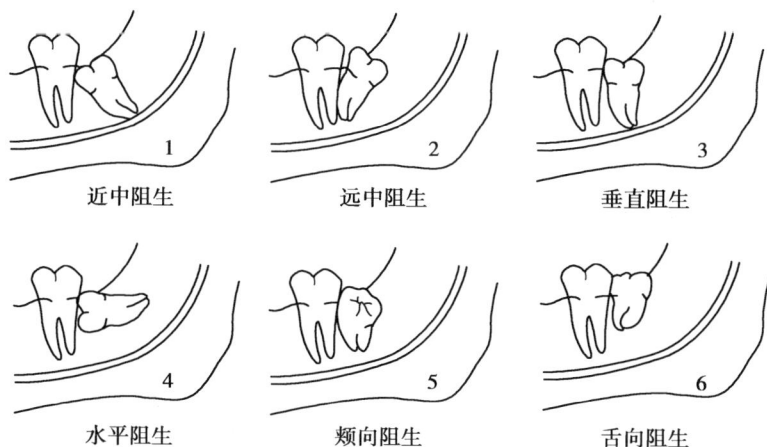

1 近中阻生	2 远中阻生	3 垂直阻生
4 水平阻生	5 颊向阻生	6 舌向阻生

▲图 8-1　各种阻生智齿示意图

完全萌出，位置很正，与对颌的智齿形成正常的咬合，不发炎，不松动，不塞牙，不咬腮，也没有蛀牙的智齿是不需要拔的。

不伤及牙神经的龋齿，又没有别的问题，这类智齿只要简单补补牙就行了，也不需要拔。

位置很正，已经与对殆智齿形成正常咬合的智齿，因为局部有牙龈覆盖着导致反复发炎，只要切除多余的牙龈就可以解决问题。

如果智齿前面的那颗牙坏了必须要拔掉，这时候智齿就起到了非常重要的牙齿储备军的作用，可以通过正畸的手段把智齿拉到邻牙的位置，充当替补。

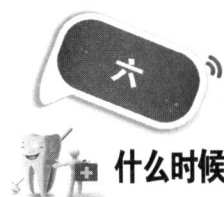

六

什么时候应该暂缓拔牙，什么时候应考虑监护下拔牙？

暂缓拔牙

鉴于全身疾病和拔牙之间的相互影响，为了安全起见，以下情况的患者应该暂时先不拔牙，等全身疾病得到控制或身体恢复了再拔牙，毕竟生命比牙重要。

急性炎症期。

恶性肿瘤累及的患牙，肿瘤切除术前先不要拔牙，以免肿瘤扩散。

放疗术后3~5年内不能拔牙，否则伤口长不好。

心血管疾病与心瓣膜病

心血管疾病。以下情况绝对不能拔牙：近6个月有心肌梗死病史者；近期心绞痛频繁发生；心功能到四级；心脏病合并高血压，血压超过180/110mmHg；严重的未经控制的心律失常。

心瓣膜病。

高血压患者，血压高于 180/110mmHg，拔牙术中可能导致高血压危象，术后不易止血。

血液系统疾病，这类患者因凝血障碍，术后不易止血。

贫血：血红蛋白低于 8g/dl，红细胞压积小于 30%；

白血病急性期；

原发性血小板减少性紫癜，血小板低于 $50 \times 10^9/L$；

血友病患者第八因子水平低于正常的 30%；

粒细胞减少：中性粒细胞低于 $1 \times 10^9/L$。

其他系统疾病

糖尿病患者，空腹血糖超过 8.88mmol/L，拔牙易引起伤口感染，而感染又会加重糖尿病。

甲亢：感染、焦虑或手术可能引起甲亢病人发生甲状腺危象，危及生命。

出现肾衰竭或处于肾炎急性发作期，术后感染可能使肾炎恶化。

急性肝炎期，这类人多有出血倾向，拔牙后不易止血。

特殊生理状态　怀孕前三个月拔牙容易流产，后三个月可能早产。怀孕期拔牙还应注意是否有妊娠性贫血和高血压。此外，月经期拔牙不易止血。

心电监护下拔牙

有些人需要拔牙，身体又不好，拔牙有一定的风险，该怎么办呢？尤其是家里有老人的情况下，子女也会非常担心这个问题。既希望能拔牙，又希望能安全，就没有两全其美的办法吗？当然有，对于一部分身体不好但又不是严格不能拔牙的人来说，可以选择心电监护拔牙。

高血压　高血压病情稳定在 1 个月以上，休息睡眠好，自感身体不疲劳，经口服降压药后，控制血压在 180/95mmHg 以下。

各种原因的心衰，心功能在 2 级以下者。

下列类型的心律失常：

心功能 3 级以下，偶发房性早搏和（或）室性早搏，1、2 度房室传导阻滞；

完全或不完全右束支传导阻滞；

左前分支左后分支传导阻滞，心室率在 50 次 / 分以上的窦缓，心室率在 100 次 / 分以下的慢性房颤等。

慢性冠状动脉供血不足，有相应治疗等，冠心病经介入治疗或搭桥手术，服用抗血小板药物，血凝 4 项正常者。

急性心梗病情控制在 6 个月以上者。

脑溢血病情控制后 6 个月以上者。

慢性阻塞性肺病，病情稳定者。

慢性肝病功能及凝血指标正常或接近正常者。

慢性肾病、尿毒症患者（经或不经透析、肾移植）肾功能及抗 K^+、Na^+、Cl^-、Ca^{2+} 指标正常或接近正常者。

糖尿病患者，空腹血糖在 8.8mmol/L 或餐后血糖 11.0mmol/L 以下。

血液病患者，血常规及血凝四项正常或接近正常。

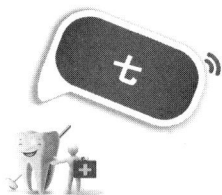

拔牙后的注意事项

最紧张的拔牙过程已经过去了，接下来的事就要靠自己了，一定仔细记住医生的嘱咐，严格执行，确保拔牙伤口顺利长好。

拔牙后轻咬棉卷，40 分钟后吐掉，一两天之内嘴里有点血丝是正常的。

拔牙后 24 小时内不刷牙、漱口，不用吸管喝饮料，不舔噘伤口，口水只能咽不能吐。目的是保护拔牙窝内的血凝块，让伤口顺利愈合。

拔牙后两小时可以吃点温凉软的东西，用没拔牙的那边嚼。

拔牙后当天避免剧烈运动，不要过度疲劳，少讲话。

拔下面的智齿容易出现嗓子疼、张不开嘴、面部肿胀等反应。24 小时内采取冷敷，防止肿胀过度，24 小时后热敷，活血化瘀促进消肿。

如果怕疼，拔牙后可以适当吃点止疼药。如果拔牙过程中创伤比较大，或患者身体比较虚弱可以吃点抗生素。

拔牙后如果伤口大量出血或者拔牙后第三天突然出现伤口剧烈疼痛，要及时复诊。

由于麻药的原因，拔牙后局部黏膜的痛觉暂时不会恢复，所以在吃东西时要避免咬伤，不食过冷过热的食物，避免冻伤、烫伤。

（王妙贞　程亚丽）

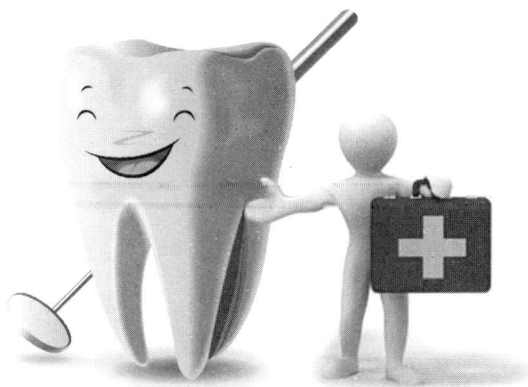

第九章

镶　牙

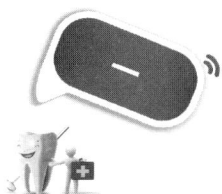

修复科常见名词

大家去镶牙的时候经常会遇到"义齿"这个名词，那么什么是义齿呢？义齿就是假牙，就跟假肢医学上叫"义肢"是一个道理。当然，义齿有很多种类，不同的义齿适合不同的情况。下面我们就来认识一下各种义齿吧。

固定义齿

固定义齿，简单地说就是把缺失牙两边的牙磨小一圈并给他们做上牙套，这两个牙套就像桥墩一样，中间连着一个桥体，这个桥体就是修复缺失牙的，这个桥一样的义齿就叫固定桥，戴上以后患者不能自己随意摘下来。

活动义齿

通俗讲的活动义齿，泛指各种做好之后患者可以自己摘戴的义齿。一般来说活动义齿对应的专业术语叫做可摘局部义齿，它是相对于固定义齿来说的。可摘局部义齿是利用天然牙和基托下黏膜及骨组织作支持，依靠义齿的固位体和基托来固位，用人工牙恢复缺失牙的形态和功能，用基托材料恢复缺损的牙槽嵴及软组织形态，患者能自行摘戴的一种修复体（图9-1）。

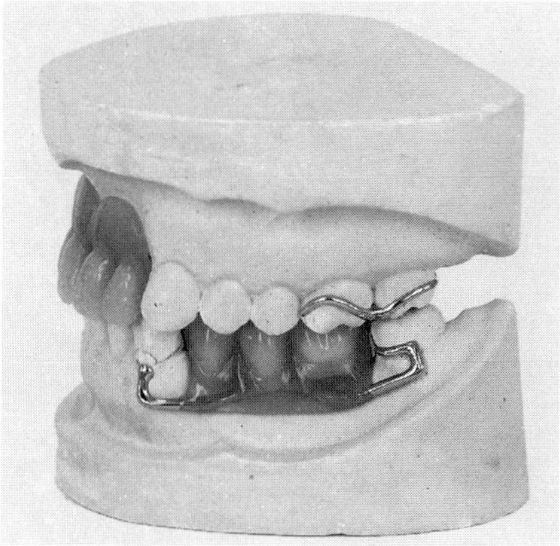

▲图9-1　可摘局部义齿

种植义齿

种植义齿在前面章节中也有提到过，就是在骨里面种一个人工牙根，再在牙根上面做牙套。

即刻义齿

即刻义齿也叫即刻可摘局部义齿，是当前牙拔除后，在骨吸收稳定之前的这段时间内（通常3个月左右），为患者制作的用于过渡性的义齿，拔牙止血后立即戴用，通常在牙槽嵴形态稳定后被最终的可摘局部义齿所替换。这类假牙因为是临时的，主要作用是维持美观和保持间隙，不能用它来吃东西，也不是很舒服。

覆盖义齿

覆盖义齿，顾名思义就是假牙覆盖在了某些东西上，它们可以支撑假牙。这些东西包括天然牙、已经完善治疗的保留牙根、牙冠，或种植体。当然，覆盖义齿是可以自己摘戴的。

全口义齿

全口义齿，也称总义齿，是对无牙颌（口内一颗牙也没有了）患者的常规修复治疗方法（图9-2）。

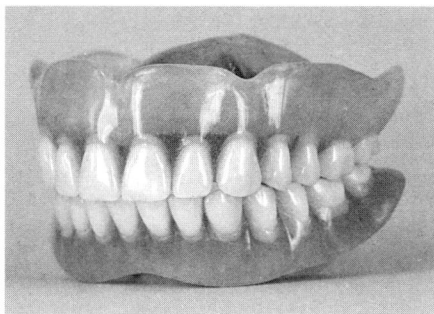

▲图 9-2　总义齿

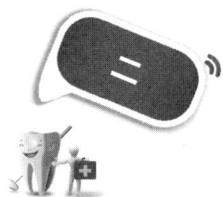

镶牙最常见的三种方法

通常情况下，当口内的牙齿缺失后，有三类方式可以进行牙齿的修复。它们分别是活动义齿（可摘局部义齿）、固定义齿（固定局部义齿）和种植义齿。下面将对这些方法分别做以简单的介绍：

做起来简单、用起来一般的活动义齿

活动义齿（此处指可摘局部义齿）通常情况下是三类修复方式中

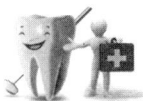

义齿制作最为简单的一种修复方式，也是比较经济的一种修复方式。它的适用范围比较广泛，相比固定义齿而言，不受缺牙数量、缺牙位置以及组织缺损量的限制。对于基牙（可以理解为用于把假牙固定在口内的牙）的要求相对较低。磨牙的量也比较小。然而由于可摘局部义齿并不与基牙粘接，且常常是靠黏膜组织和牙齿共同来支持，因此在使用过程中不如固定义齿稳定，相应的咀嚼效能也较低。而且因为必须制作基托、大连接体、小连接体等部件，所以容易有异物感。有时，还会因为戴用可摘局部义齿而有发音不清的现象，需要较长时间的适应。义齿在修复完成后每天由患者自行摘戴，并在口外进行刷洗清洁。

总的来说，可摘局部义齿制作起来简单、便宜，但是用起来效果比较一般。

需要磨小邻近牙齿的固定义齿

固定义齿制作完成后，使用粘接剂与固位基牙永久粘固，患者无法自行摘戴。由于义齿与基牙牢固的粘接在一起，因此义齿承受的咬合力会传递给基牙承担。这样会带来一些优点，比如固定义齿行使功能的时候稳固，咀嚼效能更高，而且由于没有基托所以体积小，异物感不明显；然而随之而来的也有缺点，比如对邻牙的要求高，义齿的设计、大小受到缺牙间隙大小和位置的限制。另外，比起活动义齿，固定义齿要磨除相当多的牙体组织（类似于给相邻的牙制作牙冠，要按照设计要求的厚度把牙的各个面磨掉一层），尤其在活髓牙，有导致牙髓炎的可能。固定义齿修复完成后，患者还要更加仔细地进行清洁，因为粘固后不能自行取下，所以相比可以取下来刷的活动义齿，固定义齿的清洁难度更大。粘固后的固定义齿一旦损坏，则多数情况下需要拆除重新制作（如果基牙没有损坏的话），不像活动义齿，尚有修理的可能。

当您出现了缺牙的情况，和医师沟通修复方式的时候，如果条件允许，可以选择固定义齿来修复。尤其是在缺牙间隙相邻的牙齿正好需要全冠修复或者桩核冠修复的时候，选择固定义齿修复缺牙是一个比较划算的选择。如果是缺牙间隙相邻的牙齿非常好，那您就要慎重一些了，因为牙齿磨掉了再心疼就来不及了，而且磨牙以后是有发生牙髓炎的风险的，到那时还得再做根管治疗。当然得失您可以自己权衡，如果您对美观和功能要求比较高，不希望做个能看见金属钩的活动义齿，那么冒些风险也不是不可行，只是您得在治疗前心里有数，并且和您的医师沟通好。

另外，在这里不妨把有些患者的想法提出来也给您提个醒。有一些患者觉得，活动义齿天天得拿下来刷，太麻烦了，干脆做个固定义齿，往嘴里一粘我就不用管它了，甚至都不用刷了。对于这类患者我们的忠告是：固定义齿更需要好好刷干净（这里的刷当然还包括使用牙线清洁），您要是不刷，早晚有一天也得坏，坏到不行了您早晚还是得戴上活动义齿！还有一些患者是戴了多年的活动义齿，恰好条件还行，经过治疗换了固定义齿，从此觉得终于咬东西又给力了，就吃螃蟹啃骨头，甚至开啤酒瓶都用上了刚做好的固定义齿。对于这类患者，其实我们在前面讨论做好牙冠后的注意事项时也说过：甭管您做了个什么样的义齿，别玩命用，真牙都有坏的时候，何况您的义齿是在坏牙上修起来的假牙呢？

最后再提一点，通常固定义齿都要比活动义齿贵，这也是一个需要考虑的因素。至于到底多少钱，不同医疗机构收费都不一样，即使同一个医疗机构，做不同材料的固定义齿价钱也不一样。如果您想了解用什么材料做固定义齿，可以参考本书第七章中介绍"做什么牙冠好"的部分，做固定义齿和做牙冠的材料基本一样。

需要"手术"但效果很好的种植义齿

除去传统意义上的活动义齿、固定义齿，目前种植义齿已经在临床应用多年，日趋成熟，为很多不满于活动义齿的修复效果，却又没有条件进行固定义齿修复的患者带来了新的治疗手段。有关种植义齿的详细介绍您可以参考本书中专门介绍种植义齿的章节，在这里我们只是简单地将种植修复与活动义齿、固定义齿修复作一个比较，供您参考。

与传统的活动义齿相比，采用种植义齿修复可以给修复体带来更好的稳定和固位，通俗讲就是假牙相对固定，不那么晃荡了，相应的咀嚼效率也更高。这里需要注意的是，严格讲不是所有种植义齿都是固定的，在有些病例中，是植入种植体后，以其做支撑进行可摘义齿或覆盖义齿修复的。然而就同等条件的患者而言，只要条件允许，进行种植修复总是可以为义齿（无论固定还是活动）提供更多的固位和支持。

与传统的固定义齿相比，种植义齿修复可以大大减少对于天然牙的磨除量。说白了就是不用再惦记缺牙间隙相邻的牙齿了，哪里缺牙，就在哪里种植。种植义齿修复完成后的使用效果并不比固定义齿差，甚至可能更好。这点对于缺牙间隙两侧牙齿都很健康的患者来讲尤为重要，因为过去没有种植义齿的时候，为了补上缺失的牙而磨好牙是没有别的办法，现在有了种植技术可以不磨好牙了，为什么不考虑一下呢？

当然，种植义齿虽然有很多优点，但同时也有一些问题使其应用仍然受到一些限制。

首先就是种植手术是不可避免的。要在牙槽骨上植入一个种植体，必须要做手术。具体的手术方式、适应证、禁忌证您可以参看本书介绍种植义齿的章节，在这里只提醒您别一听说要手术，顿时吓得不敢考虑种植义齿了。只要您的身体条件允许，种植手术并不是什么多可怕的大手术，通常局麻下就可以完成，而且术后的痛苦也并没那么大（简单说种一个牙和拔一个牙创伤大小差别不大，只有需要进行自体植骨的手术会相对大一点）。

再有就是种植义齿修复您可千万别着急。俗话讲伤筋动骨一百天。您在牙槽骨里种上一个金属钉（即种植体，多为钛金属材料，极少的医疗机构有氧化锆陶瓷种植体可供选用），三个月能长上就算快的了。所以您在治疗开始前一定和医师沟通好，心里要有个准备。很多患者种植修复从开始到完成要经历半年甚至一年的时间，有些需要植骨的患者，以及一些需要先期正畸纠正错殆畸形的患者，治疗周期甚至会长达几年。一旦确定要种植修复，请您务必听从医嘱，千万别着急。举个例子来说，如果是腿骨折的患者，哪有手术做完马上就能骑自行车回家的呢？

从费用上来看，种植义齿是最贵的修复方式；从治疗周期上看，种植义齿又几乎是最耗时的治疗。然而种植义齿可以达到很多传统修复方式无法企及的修复效果，同时又能最大限度地保留您健康牙的牙体组织。因此在身体条件、经济条件允许的条件下，种植义齿不失为您可以选择的一种非常好的修复方式。

做假牙是一个系统工程

有很多患者来到诊室，会跟大夫说：您看，我这掉了几个牙，您给看看镶上就行了。然而大夫向他们介绍治疗计划的时候，他们都张大了嘴巴：啊？！镶牙这么麻烦！！有些患者甚至一听治疗方案，觉得麻烦，干脆不治了。下面的内容，我们就按照镶牙的大致流程，按顺序给您逐一说说为什么要做些工作，为什么医生不觉得麻烦。总的说来，镶牙是系统工程，哪一步嫌麻烦不做，都会给日后的修复埋下隐患（这一部分中的镶牙主要针对活动义齿进行讨论，固定义齿的相关内容将在下一节讨论）。

着急镶不好牙

首先要说的是，镶牙既然是个系统工程，您就别那么着急。心急吃不了热豆腐的道理在这里是适用的。您坚决不配合进行镶牙需要的准备治疗，紧着催大夫给您镶牙，只有两种结果。第一种，大夫没办法镶，请您回去考虑，考虑好了再来镶；第二种，大夫拗不过，给你凑合镶上牙，过不了几天牙就不合适了，假牙用不了，真牙没准还得坏，到那个时候您只好重头再来了。

查清楚、商量好

作为医师，我们希望您既然打算来镶牙了，那么第一步就要配合检查。在全面了解您的口腔状况前，我们也不清楚给您制订什么样的修复方案合理。所以您来到诊室大夫问您各种情况，都请您如实告知，以便医师根据问诊得出需要的信息，帮助治疗方案的确定。之后您坐在诊椅上，张开嘴，医生在您的牙上敲一敲、探一探，或者做一些其他检查，也请您配合。需要的时候医生还会请您去放射科拍片子，这时医师希望通过 X 线检查了解您的牙槽骨、牙根的相关情况。如果没有 X 线检查，医师没办法给您制订合理的治疗计划。就像盖房子准备砌墙了，这时候不知道地基结实不结实，谁也不敢接着往上砌一样。

经过全面的检查之后，医师会制订出治疗计划跟您解释。很多情况下，医师会为您制订不止一套治疗方案。这时您可以和医师沟通您的想法，医师会考虑您的想法为您提出建议。在医师提供专业意见后，需要您经过考虑最终拿定主意选择一套治疗方案。在和医师沟通时，希望您尽量全面考虑慎重决定，因为治疗方案一旦制订，最好在治疗开始后不要随意更改，那样很可能会耽误您的治疗。

该拔的拔

经过了全面的检查之后，如果客观条件需要，医师有可能会向患者建议拔除一些无法保留的患牙。这时有些患者一听说要拔牙，要不就是害怕得不敢治疗了，要不就是舍不得拔牙干脆回去继续凑合着，什么时候坏牙自己掉了再说了。作为医师，我们建议您一旦确定治疗计划，就尽早拔除不能保留的患牙，其中的原因可以从以下几方面来说。

首先最直接的一点就是，拔牙越早，镶牙就越早开始。比如欲进行活动义齿修复的患者，在拔牙后通常要等待大约 3 个月的时间，待牙槽骨吸收趋于稳定，拔牙窝长好以后，才能开始修复治疗。这是由于在拔牙之后，会在牙槽骨上留下一个洞，我们称之为拔牙窝，是原来的牙根所占据的位置。当牙根被拔除后，拔牙窝内会形成血凝块，创口逐渐愈合，而拔牙窝处的牙槽骨会逐渐吸收、改建，渐渐长平。这一系列反应在拔牙后的 3 个月之内比较活跃，等这 3 个月过去了，速度才会趋于平缓，牙槽骨的形态也就趋于稳定了。这时开始修复，取得的印模形态更加准确。如果拔牙后没有给组织足够的愈合时间，提前取模，那么牙槽骨的形态还会发生较大的变化。而取得的模型上牙槽骨的外形就不会变了，按照这个形态制作的义齿，戴在口内使用以后，由于真实的牙槽骨的形态发生很大变化，所以很快就不合适了，常常出现明显的压痛，甚至根本无法戴用。

再有一点，就是有些患牙之所以无法保留，是因为发生了严重的病变，不拔除不仅无法行使功能，反而会加重牙槽骨的吸收或者会影响相邻牙齿的健康。例如有些患牙牙根已经断裂，而且已经发生了根周组织的炎症，这时我们不得不选择将其拔除。有些患者很清楚这颗牙已经行使不了功能，但是又惧怕拔牙，或者舍不得拔，心想只要不疼就先这么拖着，镶好别的牙就行了；或者是心想等到坏牙自己掉了再镶也来得及。但是，这样的牙齿如果不予拔除，根周组织的炎症是无法控制的，炎症不断加重会导致牙槽骨不停的吸收。等到患牙过一段时间真的自己掉了，或者发生其他并发症不得已拔除的时候，牙槽骨已经因为之前没有控制炎症发生了更多的吸收。这时候，再进行义齿修复的话，牙槽骨的条件比之前更差了，制作出的义齿所能达到的修复效果就要比原来大打折扣了。因此对于这样的患牙，我们建议患者不如尽早拔除，尽早修复。

另有一些患牙本身由于牙周炎等的影响，已经不是很稳固了。这些牙齿如果单独这么放着还能凑合用，但是如果需要作为义齿修复的基牙很可能用不了几天就坏了。这是因为牙齿缺失后进行义齿修复，缺失牙齿原先的咬合负担要分担给剩余的牙齿来承担（种植义齿通常不需要），相比而言剩余的牙齿承担的咬合负担加重了。这时剩余的承担额外负担的牙齿（常常是义齿的基牙）就需要有足够的潜力来应对这些负担。如果剩余的牙齿本身就已经不是很好，处于泥菩萨过河自身难保的状态了，那么就不适合作为义齿的基牙了。这样的情况下，我们建议患者最好拔除这样的患牙。因为如果不予拔除，"凑合"着把牙镶上，很可能才用了几个月，基牙就坏了，不得以拔掉了。这时您费了九牛二虎之力，花了好几千甚至上万元镶的假牙就得重头再来了。当然，如果您确实难以接受拔牙或者身体条件无法拔牙，那么您也可以在和医师商定治疗方案时就选择一个拔牙相对少的方案进行修复。

♪ 该补的补

这一点其实很多患者都是很理解的。即使不需要义齿修复，牙齿坏了该补的地方也是得尽早补好的。而对于需要义齿修复的患者更是如此。因为如果该补的牙齿没有补好就先做义齿修复，等到坏牙坏得再严重一些了，弄不好会出现新的牙齿缺损甚至缺牙。到那时候发现少镶了一颗牙就晚了，没准原来的义齿就得丢掉重新镶了。另外，对于某些特殊部位的缺损，义齿制作完成后会和该部位有接触，必须在完善的充填治疗后（就是把牙补好后）才能制取印模制作义齿。否则按照原来的印模形态制作出来的义齿无法在口内就位（因为取模后又进行了充填治疗，形态发生了改变）。

♪ 该杀神经杀神经

对于某些已经发生牙髓、根尖炎症的牙齿，或者是之前牙髓治疗不完善的牙齿，医师会建议患者先进行根管治疗（所谓的杀神经）。因为一旦义齿修复完成后，很难在不破坏义齿的情况下对这些牙齿再次进行完善的根管治疗。而且有些牙齿如果不先通过根管治疗消除牙髓、根尖炎症的话，那么很可能无法排除日后患牙条件恶化不得不拔除的风险。那时一旦拔牙，之前的义齿可能就需要重新再镶了。

另有一些特殊情况，患者口内的牙齿由于多年的磨耗或缺牙后牙齿移位，医师不得不将剩余牙齿调改外形后才能进行义齿修复。这时对剩余牙齿的磨改被称为牙体预备。有些患牙可能由于牙齿位置不好，所以需要预备的量比较大，或者本身磨耗已经比较重，医师在开始预备前估计磨除需要的牙体组织后很可能牙齿会露髓（露神经）。这时医师会根据经验告知患者露髓的风险，并建议患者先期进行根管治疗。

这样在根管治疗后再行义齿修复，可以减少患者治疗中的疼痛。

洗洗牙

对于修复前患有牙周炎或牙龈炎的患者，医师会建议其在修复前完成牙周治疗，或者简单地跟患者讲：去洗洗牙。实际上，洗牙只是牙周系统治疗的第一步，完整的牙周治疗还应包括刮治、牙周手术、维护治疗等很多步骤（具体可参见本书牙周病的治疗部分）。牙周组织是牙齿承受咬合力的基础。就像盖房先打好地基一样，在进行义齿修复之前，一定要先遵医嘱进行完善的牙周治疗。

该磨的牙必须磨

有些患牙由于长期的磨耗、大面积的牙体缺损或者牙齿排列、位置异常，因此会导致义齿修复出现很多问题。比如义齿就位困难、义齿戴用后行使功能受限、义齿积存食物残渣难以自洁、义齿修复空间不足……等。这时医师会对您的牙齿进行外形调改，以尽量避免或减轻上述问题。该磨的地方您一定要配合医生的治疗，千万别舍不得磨。否则修复前没舍得调改，等到修复后义齿戴用不合适就改不了了。

临时假牙

临时义齿用于在永久修复体加工期间戴在患者的口内满足一定的临时功能、美观要求和占据修复间隙。对于固定义齿，医师会制作临时修复体，用临时粘接剂粘在您的口内；而对于活动义齿，医师会制作之前提到过的即刻义齿供患者临时戴用。这里提示您两点。第一，临时义齿大多采用树脂制作，只能满足一定的临时功能和美观要求，千万别用临时义齿咬硬物，也别期望它特别逼真；第二，千万别一看临时牙戴上了凑合还能用也不耽误社交，一下就放弃了治疗的决心，不再继续后面的治疗了。有的患者本身牙周炎就很重，本来只是缺了几颗前牙，戴上临时义齿本来只是为了挡挡门面继续治疗牙周，等治疗完成再做永久义齿修复的。后来一看临时牙戴上还不算难看，干脆图省事后面的治疗不做了。结果牙周炎继续发展，到最后不得不把满口牙齿都拔掉了，只能做全口义齿修复了。

戴上假牙啦——试戴义齿

义齿的试戴是每位患者都要经历的过程。经历过漫长复杂的治疗之后，终于见到了制作完成的义齿，想必这时每位患者的心里都是既高兴又想赶紧把义齿戴走。但是在患者把义齿戴走前，医师还会进行很多的调整，以保证义齿的修复效果。比如调磨义齿的组织面（和患者牙齿、牙龈接触的面）使得义齿边缘贴合，没有压痛；调整咬合面使得义齿在行使咬合功能时均衡受力；抛光义齿尽量减少其使用中积存食物残渣等。这时请您一定要耐心配合，并且当医师给您调整时，您一定要如实告知您的感觉，比如咬起来还高不高、黏膜有没有压痛、外形是不是满意等。

初戴义齿，修改调磨，逐步适应

活动义齿在初戴的时候需要患者不断地适应和调整。尤其是刚刚戴用自己的第一副义齿的患者，更是需要不断适应义齿、学习义齿的使用。活动义齿由于有基托、连接体等结构存在，所以患者戴用后都无法避免异物感。有些患者戴上义齿后并不会因为这样的异物感而觉得很不舒服（实际上多数患者如此），主要是因为戴用一段时间后习惯了。而对于黏膜支持式或牙齿黏膜联合支持式义齿（简单说缺牙间隙的某一侧或两侧没有剩余牙齿的支持，靠基托直接作用在黏膜上获得支持），在义齿的戴用过程中需要患者更多的适应。这类义齿因为靠软性的黏膜获得支持，所以稳定性相对较差，行使功能时需要患者不断适应和学习如何用义齿来咀嚼。而且黏膜组织在义齿初戴的一两周时间内会有一个下沉的过程（就是黏膜逐渐被压"紧"了），因此义齿的位置会有轻微的改变。而且活动义齿戴用后，黏膜下的牙槽骨依然会发生生理性的变化。这种变化虽然不及拔牙后 3 个月内的变化那么显著，但是义齿戴用久了也可能会因为发生了这种变化而发生义齿与黏膜表面不贴合，引起使用中压痛等不适。而对于涉及前牙，尤其是上前牙区域的义齿，患者在戴用后还要努力学习发音。

活动义齿戴用后，医师会告知患者大概多长时间要进行复诊。在不断适应和学习的过程中，患者还要按期复诊，并且与医师沟通使用义齿的体会，以及使用中发生的不适，以便医师及时发现问题，进行适当的调整。一般而言，我们建议患者在完成义齿初戴后努力戴用和学习使用义齿。如果有严重的压痛等不适，导致无法使用，建议尽快到医师处复诊。如果发生不适但尚可忍受，可以通过减少义齿戴用时间或咀嚼较软的食物来减轻不适，并按时到医师处复诊。但是在复诊的前一两天内尽量不要停用义齿，以免在复诊时医师难以通过口内黏膜的表现判断引起不适的原因在哪。

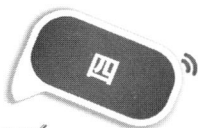

固定假牙不是什么情况下都可以做的

在本书前面关于"镶牙最常见的三种方法"中，我们已经做过介绍。

目前最常见的三种方法大致可以分为活动义齿、固定义齿和种植义齿。在临床工作当中，我们会遇到许多患者，既不想动手术做种植，又觉得活动义齿戴用不舒服，很麻烦，一心就想着制作固定义齿来完成修复。要知道，固定义齿的制作是需要一定的口内条件的，不是所有情况都能镶固定义齿。那么，到底在什么时候才适合进行固定义齿修复呢？下面，我们主要从三个方面为您来解答这个问题。

缺牙位置、数量都要适合

缺牙的位置和数量通常是医师考虑的一个重要因素。从缺牙的位置上来说，理论上讲，只要缺牙的数目不是特别多，并且基牙（缺牙间隙相邻的用于粘接义齿的牙）的数目和条件能够满足义齿要求的，都可以考虑固定义齿。比较特殊的是在末端游离缺失（缺失后缺牙间隙的一侧已经没有牙齿）的病例。这时如果进行固定义齿修复，则只能利用缺牙间隙一侧的基牙来粘固义齿，我们称之为单端固定桥。单端固定桥的应用应当非常慎重。尤其对颌是天然牙或固定义齿时（此时固定桥的咬合负担会比较重），通常不应设计单基牙的单端固定桥。有些情况下为得到足够的支持力量，可以增加一个基牙制作双基牙的单端固定桥，而固定桥的外形设计应当尽量减轻其咬合负担。

从缺牙的数量上来看，通常来讲固定义齿仅适用于少数牙缺失的修复，或者少数牙的间隔缺失的修复。这是因为固定义齿的咬合力主要由缺牙间隙的两侧或一侧的基牙来承担，必要时还要将相邻牙齿共同选作基牙，所有的基牙共同分担桥体的咬合力。对于少数牙的间隔缺失，可以增加缺隙中间的牙齿作为基牙共同承担咬合力。对于多数牙缺失或间隔缺失的情况，应用固定义齿修复应当非常谨慎。

总之，医师在考虑缺牙的数目和位置的时候，要防止基牙在修复后承担过重的咬合负担。如果修复后基牙在行使功能时长期超负荷工作，会造成基牙的牙周受到损害，导致修复的失败，甚至还会导致基牙最终不得不拔除。

邻近的牙得够结实

医师不仅要考虑缺牙的情况，同时还要在设计固定义齿时充分考虑基牙的条件，也就是缺牙间隙邻近的牙齿是不是足够结实。

基牙是不是结实要从几个方面来看：牙冠、牙根、牙周、牙髓。

首先，基牙的牙冠必须能够满足固定义齿修复的固位要求。关于基牙怎样才能满足固位的要求，可以参考本书第七章中"牙冠是怎么固定在牙齿上的"一节的内容。简单来说，基牙的牙冠要够高，形态要正常，健康牙体组织越多越好。对于这些条件不能完全满足的牙齿，必须采用增强固位的措施使其达到固位要求后才能用作基牙。比如对于缺损较大的牙齿进行桩核修复；对于高度不足的牙齿手术延长冠高度；必要时增加基牙的数目等。

其次，不仅牙冠要考虑，牙根也是必须要考虑的因素之一。基牙的牙根如果是单根（前牙多为单根牙），则牙根必须粗壮并有足够的长度（比如尖牙，俗称虎牙）；如果是多根牙（后牙），则牙根有一定分叉度（比如上颌 6 号牙）比趋向融合呈锥形（比如有些上颌 7 号牙）要好。另外对于合并有牙周炎的患者，牙周疾病会导致牙槽骨的吸收。此时要求牙槽骨的吸收最多不得超过牙根长度的 1/3，如果牙槽骨吸收得太多了，那么就像楼房的高度很高但是地基不够深一样，用作基牙会威胁到整个固定义齿的安全。这也是为什么设计修复方案前医师一定要给患者的牙齿进行 X 线检查。

再次，除去牙齿本身是不是结实，牙周组织也是医师必须考虑的。理想条件下，选作基牙的牙齿，要求牙周组织一定要健康。牙周组织包括牙根周围的牙槽骨以及软组织。当牙齿受力传导到牙根时，力量实际上是由牙周组织来承担的，所以牙周组织对于牙体来说就像是建筑物的地基一样。临床上需要进行固定义齿修复的患者多数很难达到理想的条件，因此医师会要求患者先对牙齿进行系统的牙周治疗。经过完善治疗后的牙齿能够满足无进行性炎症，无病理性动度，牙槽骨吸收不超过根长的 1/3，可以选作固定义齿的基牙。

还有，牙髓状态同样也会影响日后固定义齿的修复效果。如果是牙髓有病变的牙齿，甚至是已经出现根尖病变的牙齿（关于牙髓病、根尖周疾病可以参看本书牙体牙髓疾病相关章节），一定要经过完善的牙髓治疗，并且经过足够长时间的观察后确定病变已被控制，才可以进行固定义齿修复。对于牙髓无法进行彻底治疗或者治疗后剩余的健康牙体组织过于薄弱的牙齿，不宜选择固定义齿的基牙。

做大范围固定义齿要非常慎重

在这里还要特别提醒广大患者，制作大范围的固定义齿必须要非常慎重。前面已经介绍过，固定义齿比较适合于少数牙缺失或少数牙间隔缺失的修复，而多数牙缺失或多数牙间隔缺失时，进行固定义齿修复应非常谨慎。

一方面，对于固定义齿承担的咬合负担，我们可以这样理解。比如缺失了一个牙齿，用相邻的两颗牙齿作为基牙制作固定桥修复，那么就要由这两颗牙承担相当于 3 个牙齿的咬合负担。也就是说基牙要在承受自己的咬合负担的基础上，额外承受缺失牙齿原先的咬合负担。由此考虑，在设计固定义齿修复的时候，应当尽量避免用少数牙齿作为基牙修复多数牙齿的缺失。这就像让两个人承担四五个人的工作，一来是工作干不好，二来是很容易就把这两个人累坏了。

另一方面，固定义齿的加工相比活动义齿来说要求精度更高，难度也更大。在加工小范围的固定义齿时，比较容易保证其加工精度。

精密的加工可以保证修复体非常密合地粘接在基牙上，对于义齿和基牙长期稳定地行使功能非常有利。而当固定义齿范围过大后，修复体加工的难度就会提高，其精度就更难控制。这时如果在修复体精度无法保证的前提下将其粘固在基牙上，那么今后义齿和基牙的正常使用和维护保健都会面临极大的风险。

牙髓损伤的风险是客观存在的

前面已经提到，选作固定义齿的基牙之前，牙齿需要经过完善的牙髓治疗才可以。那么牙髓健康的牙齿适合不适合做基牙呢？

实际上，健康的活髓牙由于有牙髓的营养和代谢活动，因此牙齿比较结实。从这一点上说来，健康的活髓牙是适合用作固定义齿的基牙的。

然而，在实际制作固定义齿的时候，必须要磨除一定量的牙体组织才能为义齿创造足够的修复空间。这一操作本身会对牙髓产生机械和温度刺激，如果刺激超过牙髓能够承受的范围，就有可能引起牙髓的炎症。因此对于活髓牙用作基牙的情况，医师会在治疗前向患者交代，如果磨牙后神经出现炎症了，那么就得去做根管治疗。

由于每个牙齿形态、位置各不相同，每个患者牙齿神经耐受刺激的能力也不一样，因此，医师是无法在治疗之前对磨除后的牙齿会不会出现神经的炎症做出预测。也就是说活髓牙作为基牙制作固定桥，损伤牙髓的风险是客观存在的。

有风险还做不做固定义齿？

那么，有了风险还做不做固定义齿呢？这个问题，需要结合患者自身条件与对修复效果的要求来分析。

相比于活动义齿来说，固定义齿在说话、吃东西、美观等各方面都要更好，并且戴用后几乎没有异物感，也不会改变口腔内原有的环境，患者感觉舒适，外形美观。因此固定义齿是一种很受患者欢迎的修复方式。

虽然制作固定义齿存在一定的风险，但是又有哪种治疗方式可以完全规避所有风险呢？只要患者在权衡了固定义齿修复所带来的益处和风险后，确实认为为了达到更好的修复效果，值得冒相应的风险，那么固定义齿修复就仍然是一种非常好的修复方式。

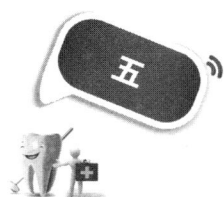

五

努力适应自己的活动义齿

相信您看了前面的内容，一定对于希望制作什么样的义齿有了一些初步的想法了。但是仅仅了解如何在治疗前选择方案是不够的，我们还要知道镶牙之后还有哪些要知道要注意的事情，才能好好地使用我们好不容易镶上的假牙，这一点对于使用活动义齿修复的患者尤为重要。下面我们分别从几个方面为您介绍一下戴用活动义齿后如何更好地适应和使用义齿。

老伴没问题，不代表自己没问题

有很多患者是看到朋友去镶了一副假牙，或者是看到老伴镶牙回来以后，发现人家假牙用得还不错，吃饭挺香说话利落，所以决定自己也要去镶牙。这里要说明的是，每位患者的口腔条件不一样，制作出的义齿也不同；另一方面每个人吃饭、说话的时候，口腔相关的牙齿、骨骼、肌肉、神经的活动规律也不一样，所以在使用义齿的时候，感受是不会完全一样的。所以举例子说，您的老伴戴上假牙没问题，不代表您使用假牙就没有问题。

当然，如果口腔内有缺牙，需要修复治疗，那么您还是要进行系统的治疗的。说明这一点并不是为了把您吓住，让您不敢去镶牙了，而是希望您对于自己的义齿，既要有学好用好的信心，又要对于适应、学习过程中的困难有一定的心理准备。在治疗开始前，我们常常会告诉患者，要先把治疗期望降下来，就是这个原因。有些患者希望自己镶牙之后，一点不舒服都没有，当时戴上马上就得跟原来的真牙一样舒适好用。虽然愿望很好，其实我们大夫也希望能做到那样，但是就目前的医疗水平看那是不可能实现的。

没有其他更好办法的时候，告诉自己努力适应

对于已经制作好活动义齿的患者，我们一方面教会患者摘戴，同时还会鼓励患者使用义齿。有些患者做好义齿以后就放在家里摆着，或者见人的时候戴上，吃饭了就摘下来（某些过渡义齿要求这样使用，此处指最终修复完成后的义齿）。这样的话患者永远都无法适应义齿。

如果您的义齿戴用后有不适，应当及时联系到医师处复诊。医师检查后会根据具体情况，对义齿做出需要的调改，如此便能减轻或消除不适。如果医师检查后认为义齿不需要改动，而且不适程度不严重，那么有时也会嘱患者从主观上积极适应义齿，或者了解患者的戴用习惯，纠正义齿的使用方法。总之，假牙不舒服就去调整，去适应，不能放着不用了，否则镶牙以及镶牙前工作就都白费了。

假牙就是一个工具，要学习怎么用好假牙

义齿实际上就是一个工具。当牙齿缺失后，我们需要这样一副

工具来替代原先的牙齿来行使咀嚼、发音的功能。就像生活中我们使用的其他工具一样，只有学会怎么用了，并且熟练掌握，才能把它用好。

努力改变不良的生活习惯

在适应和学习使用义齿的过程中，患者还需要改变一些自己原来的不良生活习惯。按时刷牙是一定要保证的。而且戴用义齿以后，不但要每次进餐后刷好自己的天然牙，还要把义齿也刷干净，才能有效地预防牙齿再次发生龋坏或牙周病。吸烟和大量饮酒对于患者牙周状况的控制极为不利，必须戒烟、少喝酒。尤其对于戴用义齿的患者来说，前面已经讲过，基牙的牙周组织要额外承担缺失牙原先承受的咬合负担，此时如果不能控制吸烟和大量饮酒习惯，则会导致基牙的牙周组织受到加倍的伤害。如此一来很可能会使基牙的服役年限大大缩短，等到基牙不得不拔除时，义齿也就只能重新制作了。另外，吸烟还会使义齿基托和树脂牙加速老化，并严重着色，也不利于义齿的美观效果。

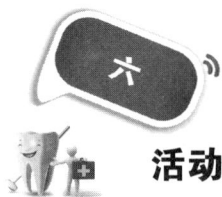

六

活动假牙和全口假牙可能带来的不便

相比于固定义齿，活动义齿由于其相对体积较大、部件较多，且不能粘固在牙齿上，因此会带来一些不便。全口义齿虽然并不属于局部义齿，但是因其可以自行摘戴，所以一并进行介绍。

😊 睡觉一定要摘假牙！！

特别要提醒戴用活动义齿（及全口义齿）的患者朋友，睡觉前务必要把假牙取下，千万不要图省事戴着假牙睡觉。

其中最重要的原因在于人进入睡眠后，无法自如地控制口颌系统的肌肉。这时一旦义齿脱落，体积较小的义齿可能会被误咽入食道或者误吸入气管；体积大的可能会导致口咽部的梗阻。一旦发生这样的意外轻者引起极大的不适，重者则要动手术才能取出脱落的义齿，甚至会直接发生窒息、消化道穿孔等危及生命的严重事件。

另外一个原因在于，人在清醒的时候唾液分泌较多，流速较快，可以对口腔内的天然牙和义齿起到冲刷的作用，达到一定的自洁效果。但是人进入睡眠后，口腔内唾液分泌减少，这种冲刷自洁的作用大大减弱，此时口腔内的细菌就会加速繁殖，加重余留牙齿患龋病的风险。此时只有将义齿取下，把附着在义齿上的菌斑、食物残渣等一起带出口腔，才能减少口腔内细菌的增殖。

😊 行使功能时脱落

行使功能时脱落有可能有两方面原因。一方面可能口腔条件改变了，或者义齿不合适，这时患者需要及时到医师处就诊，请医师检查义齿是否需要调改、重衬，或者是否有必要重新制作义齿。另一方面可能是由于患者口内的条件不很理想，制作出的义齿虽然已经调整至比较合适的状态，但是在行使功能时依然会脱落。如果是这种情况，那么患者需要加强学习使用义齿，有可能用的方法对了义齿就不掉了；另外要适当降低对义齿的要求。比如说戴用义齿后就要避免吃过硬和过黏的食物了。

🦷 嚼东西疼

咀嚼疼痛在戴用活动义齿和全口义齿的患者中很常见。一旦发生嚼东西疼要及时联系医师复诊。嚼东西疼常见的原因是戴用黏膜支持式义齿或总义齿的过程中，缺牙区域的牙槽骨还会不断改建和吸收。这会使得支持义齿的组织形态发生改变，与原先义齿的形态不再贴合。这时就会在局部受压比较重的部位引起咀嚼痛。而在初戴义齿的一到两周内，由于义齿承担咀嚼压力后会引起支持黏膜的轻微下沉，也容易使得义齿下方的支持组织形态发生变化，此时在压力集中的区域（比如牙槽骨突出的位置）就会引起咀嚼痛。当然在检查时如果发现咀嚼痛的原因是有天然牙发生了新的损坏，那么也要及时地进行治疗。

🦷 义齿摘戴困难

通常义齿发生摘戴困难都是因为义齿的某些部件变形了，需要到医师处复诊进行调改。

🦷 影响说话发音

戴用义齿后，说话变得不清楚也是比较常见的。尤其在用上颌假牙或戴用大范围活动义齿和总义齿的患者中比较容易出现。

戴用上颌义齿后，腭部（俗称上膛）的基托会使初次戴用的患者很难适应，引起发音障碍。而在前牙区缺牙的患者，前牙区义齿的人工牙齿长度也会对发音产生影响。对于戴用大范围活动义齿或总义齿的患者而言，如果义齿的颌位关系（简单说就是上下牙的相对位置关系）恢复不够准确，也会极大地影响患者的发音功能。

对于戴用义齿后出现的发音障碍，可以从几个方面进行减轻或避免。在义齿的设计阶段，可以尽量选择异物感小的材料。比如，当需要制作上颌腭部有基托的义齿时，可以选择轻薄的金属基托代替交联义齿的树脂基托，这样可以减轻发音困难和异物感。在义齿（尤其是大范围活动义齿和总义齿）修复的治疗过程中，要积极配合医师的引导，按照指示做动作，帮助医师取得准确的颌位关系。颌位关系准确了，义齿就可能更加舒适，对发音的影响可能就更小。在义齿戴用后，要积极适应，努力学会如何戴着义齿发音。即使义齿制作得再精密、再小巧，戴入口内以后也需要患者适应，学会使用，学习发音也是其中的内容之一。

咬舌头，咬腮

义齿戴用后如果出现正常行使功能过程中常常会咬到舌头或者颊黏膜，那么通常上下牙对得不好。如果发生这样的情况您需要及时到医师处复诊，对义齿进行检查和必要的调改。

吃东西嚼不烂

吃东西嚼不烂说明咀嚼功能低。如果您刚戴用义齿的时候很好，过了一段时间咀嚼功能逐渐下降，那么一般是由于义齿咬合面磨损了，或者口腔条件改变义齿不合适了。这样的情况下需要患者及时复诊，让医师检查是否需要调改或者重做义齿。如果义齿做好刚刚戴上就觉得咀嚼功能比较低，那么您可以先换软一点、易于咀嚼的食物继续试用一段时间。如果还是觉得嚼不烂，那么可以向您的医师反映，联系复查。一般来说，义齿咀嚼功能的高低受限于患者口腔的条件和修复的方式。前面已经介绍过活动义齿相比于固定义齿来说，嚼东西力量小。如果义齿符合您的口腔条件，但您还是觉得咀嚼功能低，那么或者您需要换一种方案修复，或者您需要降低您对咀嚼功能的要求。

吃完东西存渣子

在戴用活动义齿进餐的时候，积存食物是十分常见的。在设计制作义齿的过程中，医师会根据您的口腔条件尽量减轻食物残渣的积存。比如尽量减少义齿的部件，将义齿表面高度抛光等。然而义齿的形态非常复杂，完全避免食物残渣的积存是不可能的。既然这是无法完全避免的，那么当您的义齿已经制作和调改完成后，您在戴用过程中能做到的就是进餐后努力把假牙、真牙都刷干净，做好口腔卫生的维护和保健。

唾液增多和恶心

通常戴用义齿后恶心多由戴用上颌义齿引起，此时需要到医师处检查并调节上颌义齿的基托。

单纯的唾液增多一般只要坚持戴用义齿就会逐渐适应。

脸部关节肌肉不舒服

出现这些问题多是由于义齿的垂直距离不合适引起的。通俗地说是指戴用上下义齿以后，咬在一起的高度恢复得不合适。这时需要患者及时复诊请医师进行调改，必要时要重新取得颌位关系后重做义齿。

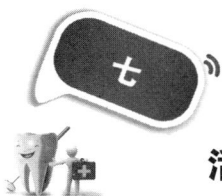

活动假牙和全口假牙怎么保养

前面已经有很多地方提到了患者自行维护和保养活动义齿和全口义齿的重要性,那么接下来咱们就再来说一说如何进行义齿的维护和保养。

尽量多戴才能很快适应

正如前面所说,义齿需要您的积极适应和学习,才能用好。在戴用义齿没有严重不适的情况下,我们建议您尽量多戴用您的义齿,这样才能很快适应,同时也可以延长义齿的寿命。

吃完饭就拿下来漱口、刷假牙

前面在介绍活动义齿积存食物的部分已经提到,无论对于真牙的保健,还是假牙的保养,吃完饭认真刷都很重要,而且真牙假牙都要刷!

不能玩命刷假牙

当然,认真刷不是玩命刷。有些患者复诊的时候会很骄傲地说,回家为了好好刷干净假牙,特意买个小号的鞋刷子,专门用来刷假牙。虽然这是极少数患者,但是借着这个例子给广大使用义齿的患者提个醒。刷义齿和刷真牙一样,使用软毛牙刷,刷净表面的食物残渣即可。使用刷毛过硬的刷子或者反复过度地刷义齿,会把假牙刷坏的。

🌀 假牙刷完别晾着

活动义齿由于有很大一部分是由树脂基托构成的，而且多数都采用树脂牙，长期将义齿放置在干燥的环境中会使其树脂部件逐渐失水变形，容易引起义齿再次戴用时不合适甚至无法戴入，因此刷干净以后不要晾着。一般我们推荐义齿取下并刷干净后可以放在一杯清水中保存。对于老年患者为预防真菌感染可使用碳酸氢钠溶液保存义齿（市售有片剂型义齿清洁片）。

🌀 专业的假牙清洁药物

义齿清洁药物可以在正规的医疗机构、药店或一些超市买到。您的义齿带回家后不要在家自行使用其他的去污剂来擦洗义齿。因为义齿的主要部件是金属和树脂制作的，其他成分的去污剂很有可能会使这些部件发生腐蚀、老化、变色等。

🌀 到医院抛光翻新

如果您发现义齿颜色暗淡了，或者有刷不掉的色素沉着了，可以联系您的医师复诊，看是否可以进行抛光或者翻新，千万不要自行使用非专用的清洁剂清洗假牙。

🌀 活动义齿是有使用寿命的

笼统地讲活动义齿的寿命在 5 年左右，但是具体到每个患者的每副义齿，其使用寿命受到很多因素的影响。每位患者的口腔健康状况不同，全身健康状况不同，口腔保健与维护的完成情况也不一样，因此每副义齿的使用寿命是不一样的。比如在制作义齿之前，已经发现某些基牙条件不好，患者与医师商量后先姑息保留患牙，治疗后予以修复而没有拔除，那么修复完成后，义齿的使用寿命就未必能达到平均水平。再比如有的患者本身年事已高，全身骨骼情况都不好，戴用的又是全口义齿，那么很可能他的牙槽骨吸收很快，义齿使用了一两年后就已经与口腔内的条件不相适合，需要重新制作义齿了。需要强调的是，尽管无法确定每副假牙确切的寿命有几年，但是可以确定的是，只有您认真做好义齿和天然牙的清洁与维护，并且积极地适应和学习使用义齿，才有可能让义齿在更长的一段时间内为您服务。

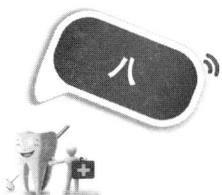

八

拔完牙能马上戴假牙吗?

在有些情况下，拔完牙是可以马上戴义齿的。这时戴用的义齿通常都是即刻可摘局部义齿或者临时可摘局部义齿。这类义齿的使用是有明确适应证的，且通常是用来达到过渡性的治疗目的，帮助患者从拔牙前的状态向拔牙后戴用义齿的阶段过渡的。

先装个门面

这类过渡性的可摘局部义齿可以在拔牙后很快地起到一定的恢复功能和美观的效果。尽管这些效果是有限的，但过渡性义齿的使用是必要的。它不仅帮助患者从拔牙前的状态向拔牙后戴用义齿的阶段过渡，而且患者最容易体会到的好处是可以先装个门面，临时恢复美观，防止别人一看就发现自己牙豁了。当然除此之外过渡性义齿还担负着保持缺牙间隙、重建咬合关系、调整基牙和牙槽骨的作用。

🦷 影响很小的拔牙部位

在个别拔牙后牙槽骨形态的改建对于义齿修复影响很小的部位，可以在拔牙后马上戴牙。

🦷 临时牙装上就跑路，后患无穷！

这里特别要注意的是，千万不能把过渡性义齿戴上以后就觉得万事大吉了，干脆放弃了后续的治疗。过渡性义齿只能临时戴用，如果患者长期戴用可能会损害患者的口腔健康。

九

什么时候能不拔牙根就镶牙

虽然有些牙只剩下牙根了，到那时还是不舍得拔掉。这样的患者在临床上也不在少数。需要向大家说明的是：实在留不住的牙根该拔就拔，当然在有些情况下，口腔内的残根经过完善的治疗，可以不予拔除，进行义齿修复，这时多采用覆盖义齿来进行修复。

🦷 覆盖义齿可以帮很多人实现愿望

与传统的全口义齿或大范围可摘局部义齿相比，覆盖义齿在美学、语言、咀嚼、固位力、功能改善和提高生活质量方面有一定的优势。

具体来说，牙根得到保留后，可以帮助维持牙槽骨的高度，这有利于义齿的固位和稳定，相应地可以提高义齿的功能。保留牙根同时还保留了牙周本体感受器，使患者戴用义齿的感受更好。另外，覆盖义齿如果设计合理制作规范，并且患者能够正确地清洁维护，对于保留下来的牙根有保健作用。因为覆盖的基牙通常只保留牙根部分，所以受力时就很少受到对于牙周保健不利的侧向力。就像把大树砍掉只留下树桩子，这时再刮大风就不会担心树桩子被刮倒了。当然，对于患者而言，覆盖义齿修复也可以减少拔牙的数量。

🦷 牙根不拔也要进行处理后才能镶牙

但是，必须要指出的是，进行覆盖义齿修复并不允许把严重病变无法保留的患牙或牙根盖在义齿下面；也绝不可以不治疗就直接盖在义齿下面。未经治疗的牙齿，尚未控制牙周、牙髓或根尖的炎症，盖在义齿下面就像一颗地雷，随时会有爆发急性炎症的风险。并且盖在义齿下面的基牙没有了口腔的自洁作用（如唾液冲刷，咀嚼食物时的摩擦等），会加重炎症的进展，使得患者的口腔健康状况越来越差。发展到最后，不得不拔掉基牙，重新治疗。

🦷 不拔牙根镶牙后更要注意卫生

覆盖义齿由于把基牙覆盖在了义齿基托下方，因此基牙几乎不受口腔自洁作用的影响，细菌容易在其周围生长繁殖，导致一系列问题。有研究发现，不注意口腔卫生的患者，覆盖义齿戴入后 2~3 个月基牙就可发生龋坏。另外，细菌的大量增殖还会导致牙龈炎和牙周炎。

所以对于戴用覆盖义齿的患者，要更加注意维护口腔卫生。除了前面介绍过的认真刷牙（包括真牙和假牙），还要将基牙周围以及基牙间隙处用牙刷无法完全清洁的部位使用牙线或间隙刷清洁干净。对于覆盖义齿，保存义齿时可将其浸泡在 0.1%~0.2% 氯己定溶液（也称洗必泰溶液）中。

（刘欣然　师晓蕊）

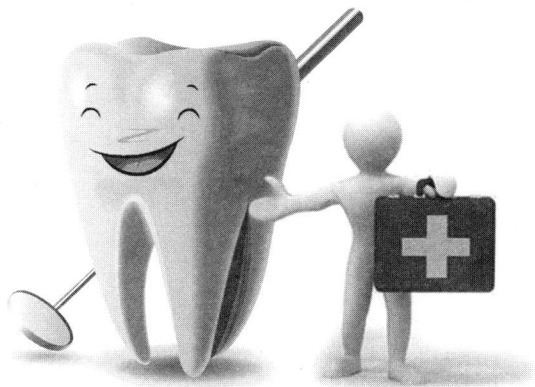

第十章

种　牙

对于现在的大众来说，种植牙已经不是什么新鲜事儿了，大家多多少少都会听说过一点。的确，种植牙从出现到如今已经有 50 多年的临床历史了，随着人们口腔卫生保健意识的增强和生活水平的提高，越来越多的人想要了解并接受种植牙。

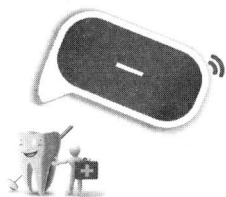

种植修复常见专业名词

什么是种植牙？种植牙的结构是什么？

人们经常会问："种植牙"是什么？是种一颗能活的牙齿吗？那么

到底什么是"种植牙"呢?"种植牙"即种植义齿,是在缺牙区的牙槽骨内放一个人工牙根,即种植体,待种植体和骨头长在一起后,再在这个牙根上镶个牙冠修复体。

那大家就又会问:"什么是种植体、修复体呢?"那么我们就需要了解一下种植义齿的结构和组成了。种植义齿由植入牙槽骨内的种植体、修复体及连接它们的基台三部分组成。

种植体就是种在牙槽骨内的"牙根",与骨头长在一起,起到支持作用。种植体外形和单根天然牙的牙根相似,材料以钛合金或纯钛为主,也有少量陶瓷种植体。

种植体基台简称基台,下边与种植体连接,上边与修复体连接(图10-1)。基台有钛、瓷、金等材料,有成品的,也有现制作的,基台的选择需要根据缺牙的位置、患者的条件等具体考虑。

修复体是种植牙的口内部分,填满缺失牙的空隙,与周围的牙接触。

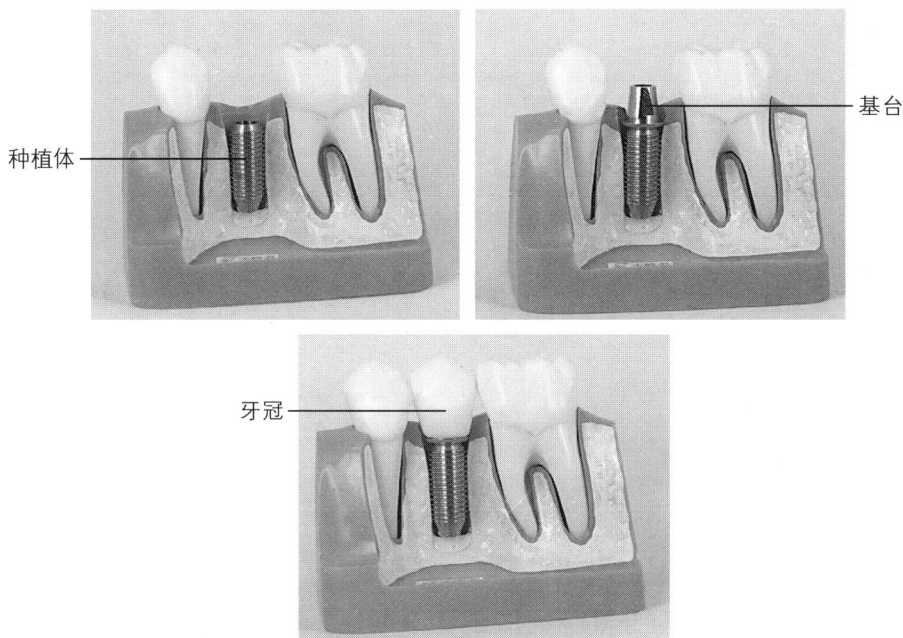

▲图 10-1　种植牙的结构

种植牙的分类——种植牙与拔牙的关系

很多患者在种牙前，都会被医生建议拔除留不住的牙。于是大家会问："拔牙跟种植有什么关系？我该什么时候拔牙？"这就是我们接下来要说的问题——种植方式分类。

种植方式分类：根据种牙与拔牙的时间关系可以分为即刻种植、早期种植和延期种植。

即刻种植就是在拔牙的同时种牙。

早期种植又分为两种情况：一是拔牙后软组织即牙龈长好了，但是骨头还没长好的时候种牙，一般在拔牙后的 4~8 周；二是拔牙后骨头长好了一部分时种牙，一般在拔牙后的 12~16 周。

延期种植是指在骨头完全长好了再种牙，通常为拔牙后的 6 个月。

每个人的情况不同，适应的种植方式也不同，需要医生根据您的具体情况选择最佳的方式。

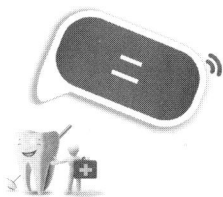

种植前的准备

"种牙复杂吗？种牙之前我都要做哪些准备？"相信这是每个想要种牙的患者都想问的问题。

种牙前要做的检查

种牙本身不是复杂的大手术，但是为了确保较高的成功率，在种牙之前需要做比较全面的检查。所谓"磨刀不误砍柴工"，千万不要嫌这些检查麻烦，相反，这些都是为了能够把牙种好。

口腔检查 包括口内检查和口外检查。口内检查主要看缺牙区骨头和黏膜的情况、周围牙的情况、口腔卫生、磨不磨牙、是否吸烟酗酒等。骨头的条件决定了能不能种、易不易种和种植后的效果；有牙周病需要先治疗，保持好口腔卫生，否则种牙失败率会很高。种牙前后一定要戒烟，种完以后也要少抽，最好不抽，重度吸烟酗酒者不适合种牙。另外，夜磨牙也是一个危险因素，种牙前需要了解。

口外检查包括脸部对称、张嘴大小、关节有没有病等。

X 线和 CT 检查 主要是检查种牙区骨头的数量、高度及宽度，也要看看周围比较重要的结构上颌窦、下齿槽神经管的位置，有没有什么病等。常用方法包括曲面体层片、根尖片和 CT。通过这些检查，就会知道能不能种，种几个，种多大的牙等您和医生都想知道的问题。

全身一般检查 包括出凝血时间、肝功、血压、脉搏、心电图、胸透等。高血压患者，术前血压应控制在 140/90mmHg 以下，糖尿病患者血糖控制在 7.0mmol/L 以下，近期有心绞痛、心肌梗死、心功能 Ⅱ 级以上应暂缓种牙，妇女应尽量避开月经及妊娠期，恶性肿瘤患者尤其是头颈部放射治疗后 3~5 年内不宜种牙。年龄方面，目前认为 18~80 岁的患者，只要身体条件允许，都可以种牙。

⚡ 为什么必须"洗牙"？

很多患者对种牙前后要"洗牙"感到非常不理解，这里特别向大家解释一下为什么要洗牙。首先，种牙是个小手术，要求嘴里清洁避免感染，洗牙能够去除大量的牙石和菌斑，避免和减少感染的风险，更加有利于种植体在骨头内的生长。种植修复后，种植牙周围保持清洁才能保证这颗牙能用的久，除了靠您自己刷牙、漱口、用牙线等维护外，还要定期洗牙来清洁那些自己弄不干净的地方。

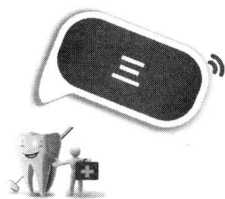

种牙没那么痛苦

有的患者，听到种牙，听到"手术"就会害怕，感觉这是一件很痛苦的事儿。其实种牙没那么痛苦，打个比方说：很多时候种牙的过程比拔牙等其他治疗舒服很多。下面我们来讲一下种牙的过程，相信您了解了就不会那么紧张害怕了。

种"牙根"可能很简单，也可能很复杂

植入"牙根"部分，我们通常称为种植外科部分，即手术部分。

首先是术前准备。患者在完善上述的检查经过医生确认合格后，预约手术。术前半小时预防性服用抗生素和止疼药，签种牙同意书，用漱口水漱口，穿好清洁的隔离服，带好帽子、鞋套进入手术室。种植间是无菌的，所以手术前的准备和要求比较严格，所有的一切都是为了种牙成功，患者不用紧张。

接下来是手术的过程。患者进入手术室躺在牙椅上，由助手进行消毒、铺手术巾，这个过程也是为了保证手术区域的无菌和清洁。手术开始，先打点麻药，在牙龈切个小口，露出骨头后，逐步钻磨并将种植体放进去，最后缝上。需要说明的一点是：在种上牙根之后，镶

上牙套之前，需要用一个小工具使牙龈形成理想的形状，这个小工具就叫愈合基台。骨头条件好的可以种牙手术缝合时直接安放愈合基台；反之，需要缝合牙龈切口，待2~3个月后种植体跟骨头长在一起了，再在牙龈切个小口安放愈合基台。

上面所描述的手术过程，是对于牙槽骨条件良好，有足够的宽度、高度不需要植骨的病例。还有一部分病例，因为骨头条件不够好，需要植入人工骨或是自体骨，手术过程可能会略复杂一些，愈合时间也会略长一些。

制作"牙冠"是一项精密的操作

种上的牙根和牙龈长好之后，就可以开始镶牙冠了，一般在种完牙4~6个月后。现在随着种植技术和种植体的发展，这个时间也发生了变化。有的种植后立刻就镶上牙冠，也有的条件较好的大部分人在种植后的3~4个月镶牙冠；如果有植骨，这个时间会延长到4~6个月。

制作"牙冠"的过程可能需要患者来3~4次。这个过程包括选择修复基台、取模、技工室制作修复体、试戴、正式戴牙等过程。

上述种植治疗的过程是对于一般不太复杂的病例来说的，如果情况比较复杂，或者患者对美观要求高，涉及植骨、牙龈的处理、后期更加精密的修复，会使得治疗过程复杂一些，复诊次数多，疗程长，但不管怎样目的只有一个：让种植体更结实、更好用、更好看！

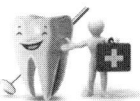

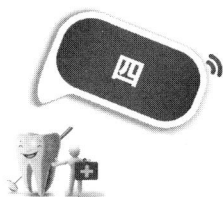

让种植牙用得更长久

　　患者最关心的问题便是种植牙的寿命，每个人都会问"种一颗牙能用多久？"。目前世界上早期种植牙已经用了五十多年，而且还在用着。北京大学口腔医院最早期的患者也使用了种植牙二十几年至今。种植牙就像是一部车，再好的车子如果只使用不保养也会报废，同样种植牙也需要保养和维护。种完牙之后，能用多久要看你保养得好不好。

手术后促进伤口愈合

　　手术后，医生通常会告知患者术后的注意事项，要求患者严格遵守。具体如下：

　　手术当天进食温凉食物，术后1~2周内吃流食或半流食，不吃热、硬及刺激性食物，忌烟酒。不用手术侧咀嚼。

　　手术当天不要刷牙。术后第二天可刷牙，注意保护伤口。进食后用清水漱口，再用漱口液3~4次/天，使用两周。术后一周开始，用软毛牙刷保持基台清洁。

　　术后3~7天内手术区可能出现局部肿胀，48小时内可用冰块冷敷。48小时后改用热敷。

　　术后24小时内术区有少量渗血属正常现象，会自行停止，局部可能有血凝块。若出血不止，可用纱布及时压迫止血，并及时就诊。

　　按照医嘱服用消炎止痛药物。

　　术后出现红肿、疼痛等症状可及时到医院诊治。

手术后的初期是伤口愈合、防止感染的关键时期，患者应该谨遵医嘱，保护伤口，维护术后口腔内及手术区局部的清洁。

🐾 种植牙还是一种"假牙"

种植牙又好看又好用，时间长了可能自己都忘了它不是你的天然牙了，这是种植牙最大的优点。但是我们需要强调的是：种植牙还是一种"假牙"，它与你的真牙不一样。简单来说，它比真牙更"娇气"，不能承受过大的力量，更加不能忍受不清洁的环境。而且，种植牙是没有感觉的，甚至你拿它去咬铁块也不会疼，但会坏！所以，一定要更加小心地保护与使用我们的种植牙。

怎样维护好自己的种植牙

保持口腔卫生　良好的口腔卫生是种植体长期稳定、无感染的关键。包括正确刷牙、用牙线，种植牙周围使用间隙刷、冲牙器等工具。

别咬硬东西　像松子、榛子等坚果、螃蟹等特别硬的东西，千万不要用种植牙去使劲咬，会咬坏的！

控制血糖　糖尿病患者的抗感染能力比较低，种牙前后都要控制血糖稳定。

定期洗牙　对于自己刷不干净、清洁不到的地方，一定要靠洗牙来完成。尤其曾经是牙周炎的患者，定期洗牙就更重要了。因为一旦牙周炎复发，种植牙很可能会掉。需要注意的是：种植牙的清洁需要特殊的器械。

戒烟　吸烟很容易导致种植失败，种完牙后长期吸烟的患者种牙失败率明显高于不吸烟者。所以种牙前后1~2周要严格戒烟，一支也不能抽，种牙完成以后也应该尽量少抽或不抽。

要维护好自己的种植牙，复查是早发现、早解决问题的一个好办法，能让你的牙更长久地使用。

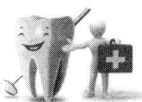

　　一般种完牙以后第 2 天、1 周、1 个月和 3 个月复诊检查恢复的情况；然后开始镶上面的牙冠，牙冠镶好后 1 个月、3 个月、6 个月和 1 年复诊；此后建议您每年复查一次。

　　另外，一旦出现种植牙松动、脱落、损坏，或者种植体周围疼痛、黏膜红肿、溢脓等情况时，一定尽快去看医生。

　　总之，种植牙的长久存活与耐用，需要医生和患者的共同努力。

（马斐斐　田　雨）

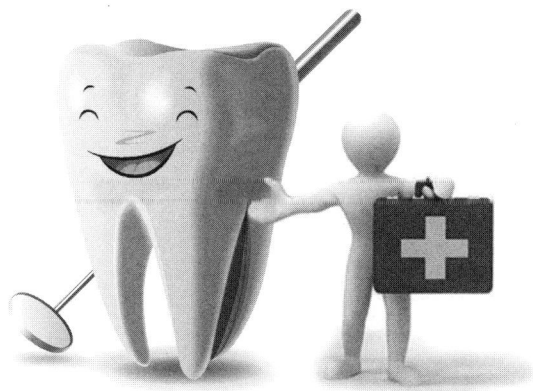

第十一章

美　牙

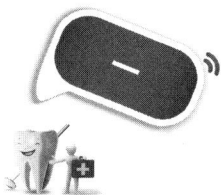

你的牙够漂亮吗？

牙齿是心灵的另一扇窗户

眼睛是心灵的窗户，这句名言源自意大利文艺复兴时期画家达·芬奇对人物画的形容。在达·芬奇之前，我国古语就有云："明眸善睐，皓齿内鲜"，可见除眼睛之外，牙齿是我们心灵的另一扇窗户。

戴尔·卡耐基曾在《人性的弱点》一书中论述了一口整齐干净牙齿的重要性——"足以为你的形象、为你在职场和人际交往中加分"。随着物质生活水平的提高，越来越多的人开始关注自己的牙齿形象。

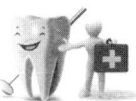

那些在红地毯上、镁光灯下笑容灿烂的明星们，无一不拥有着一口洁白、整齐、漂亮的牙齿。洁白整齐的牙齿带来自信明媚的笑容，任何一个人都会觉得他（她）一定是一个有着美丽心灵、良好个人修养的人，又有谁不愿意同这样的人交往呢？

测试一下你对牙齿的自信程度

现在请您面对镜子，注意观察自己的牙齿，问自己下面几个问题：

我的牙够白吗？

我的牙整齐吗？

我的牙大小合适我吗？

我笑的时候喜欢露出牙吗？

我的牙能为自己的美丽加分吗？

我对自己的牙形象满意吗？

如果对于以上问题你的回答都是肯定的，那么恭喜你，你对自己的牙齿形象极有自信！

影响牙齿美观的几个要素

颜色　牙齿颜色的美观可以从两个方面来看，一是"白"，二是"透"。人种不同，牙齿颜色不同，这是基因决定的。白种人肤色偏白，牙齿颜色偏白；黑色人种由于皮肤深背景色的对比，显得牙齿也很洁白。相比之下，身为黄种人的中国人牙色似乎是最黄最暗的，所以适度美白我们的牙齿会使整体形象增色不少。当牙齿颜色不"白"时就会影响美观：有的人牙齿颜色发灰发暗，称为四环素牙；有的人牙齿上布满了黄白斑点，称为氟斑牙。无论是四环素牙还是氟斑牙，都属于颜色异常应该进行美学修复的范畴。需要注意的是，牙齿不是越白越好：如果你不是经常出现在镁光灯下，并没有必要一味追求"好莱坞白"。过犹不及，过分的白在自然光下看上去会很不自然，白话说就是显得"假"。

牙齿最表面的一层是釉质，也就是被大家熟知的"珐琅质"，是牙齿最坚硬的部分，并且具有一定的透明度。釉质矿化得越好，牙齿越坚硬，透明性越好。当釉质矿化不足时，牙齿表面会出现白垩斑；当釉质发育不全时，牙齿表面会呈现乳光色并出现凹坑状的缺损，影响美观。

所以，美丽的牙齿应该是看上去"既白且透"的。

形状　照照镜子观察一下自己的牙齿，你觉得自己的牙齿应该是什么形状的呢？一般来说，门牙的形状是与你脸型相关的，你的脸型倒转过来会与自己上前门牙的形状接近，一般有方形、卵圆形和尖形。另外，年纪较长的人由于常年的牙齿磨耗，前牙的切端看上去是平齐、拐角锐利，而年轻人的牙齿切端转角处会比较圆钝。

牙齿形状并没有完全统一的美观标准，最重要的是协调。形状与脸型协调，不同牙齿之间的形状大小也应该协调，过大、过小都不好看。

排列　漂亮的牙齿排列是左右对称、紧密相连呈一个弧形，上下牙的中线对齐，没有"里出外进"的情况。微笑的时候，门牙大约能够露出 1~5mm。上前牙尤其是尖牙，即平时大家叫的"虎牙"，能够撑起我们脸部的组织，使人看起来显得更年轻。整齐排列的牙齿本身具有和谐的美感。一个人如果牙齿参差不齐，多数时候会尽量避免露出自己的牙齿，这时候"笑不露齿"就是无奈之举了。

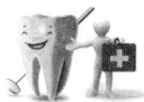

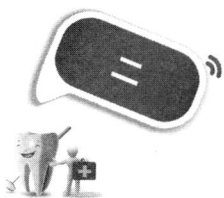

我的牙还能够再白一些吗？

牙齿不一定越白越好看

在现今主流媒体的影响之下，大众心目中漂亮的牙齿颜色就是一个字——白！很多患者到医院就诊，都会要求制作"白牙"，最好"白的像瓷砖一样"。前文也提到过，牙齿并非越白越好看。我们平时生活、工作中与他人的社交距离维持在 1.2 米左右，牙齿多半是处于自然光下，此时过分白的牙齿在黄皮肤的衬托下会显得尤为突兀。事实上，很多由于工作需要的模特、明星，也是选择在上镜之前做临时的牙齿美白。

健康的"白"是目前流行的"美"

健康理念在当今越来越普及，人们不仅要吃得健康、住得健康、穿得健康，也要具有健康的外在形象。亚洲人一般以白为美，但欧美的白种人却选择将自己的白皮肤美黑成小麦色，因为他们觉得这样看上去更加健康、更加美丽。健康的颜色已经成为一种全球的风尚，章子怡就曾经在美黑之后受到流行杂志的大加追捧。牙齿亦是这样，如果白得像纸一样，苍白无力，又有什么好看呢？所以，在追求自己牙齿更白的同时，不妨同你的牙医商量一下，何种程度的白能让你看上去更健康。

🦷 像染头发一样的美白治疗

既然要追求适度的白，那么该通过何种手段呢？美白这个词汇相信大家都不会陌生，打开电视和网页，美白牙膏、美白家庭套装的广告铺天盖地，很多牙膏厂家更是把牙齿亮白做成了宣传的重大卖点。美白治疗与染头发有相似的道理。染发是给头发上色，而你平时吃的各种有色食物包括红酒、咖啡、茶等都像染发一样给你的牙齿上色，美白治疗是通过美白药物脱去这些染在牙齿上的颜色。美白治疗最大的优点就是不损伤任何的牙体组织，但其效果不是一劳永逸的，因为你还会吃到很多有颜色的东西。如果你想保持牙齿的美白效果，那么要像经常染发一样定期美白治疗，必要时还需配合一些可以在家里使用的美白套装。一般牙齿美白治疗的效果可以维持 2~3 年左右，当然，如果你日常的刷牙、护理做得比较好，漂白效果维持的时间也会适当延长。

🦷 牙齿美白——锦上添花的治疗形式

牙齿美白治疗不能够改变牙齿的形状和排列，只能解决牙齿颜色方面的问题，而且其改变颜色能力有限，重度的四环素牙或者重度氟斑牙很难通过单纯的美白治疗获得满意的美学效果。我们可以把牙齿的美白治疗看作是一种锦上添花的治疗形式。如果您的牙齿长得整齐，形状协调，仅仅希望改善轻度的颜色异常甚至于没有明显颜色缺陷，仅仅希望牙齿能再白一点，那么，美白治疗是您的最佳选择。

🦷 想彻底改变还是要靠"美学修复"

如果一个患者有轻度的牙齿不齐、牙缝偏大、颜色又深，甚至有

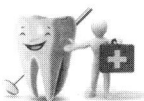

的牙还缺了一块，相信这个时候大家都知道不能单纯通过美白手段来解决他的问题。怎么办？想彻底改变这些缺陷，还以完美笑容，我们最终还是要通过美学修复的手段来实现。现代口腔医学技术的高速发展使得美学修复可以为患者更快更好地解决更多的口腔问题。具体是通过什么手段呢？简单来讲，主要是牙冠和贴面两种方式。

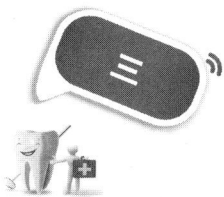

做牙套还是做贴面

好牙医一般不会主动让你做"牙套"

近几年，媒体宣传中一个词汇非常流行——"美容牙冠"。它带给大众一个错觉，似乎所有的牙齿美学问题，只需要把原来的牙齿磨小，套上制作的牙冠（也就是俗称的牙套，见图 11-1），所有的问题都迎刃而解了。真的是这样吗？当然不是！所谓的"美容冠"，以及衍生出来的什么"仿生冠"、"纳米冠"等,都不是正规的医疗专业术语，都是一些医疗机构出于宣传和市场的需要而创造出来的营销概念。在一些医疗机构中把"美容冠"塑造成了无所不能的治疗手段，从牙齿的颜色形状的改善以致牙齿排列不齐的矫正，似乎"美容冠"可以在短短的7 天内达到特别神奇的效果。而实际上"美容冠"就是正规口腔医疗机构的全冠修复体，没有什么神奇的，并不像很多以赢利为目的的医疗机构宣传的那样全能。在口腔美容修复领域，牙冠和贴面都有其严格的适用范围，不能简单的"一刀切"。那么二者究竟有何不同，医生是根据什么选择的呢？下面我们通过一个简单的表格来比较一下（表 11-1）。

表 11-1 贴面和牙冠的比较

	颜色改变能力			排列矫正能力			形状改变能力			磨牙量
	较小	一般	较大	较小	一般	较大	较小	一般	较大	
贴面		√		√				√		较少
牙套			√		√				√	较多

所以说，面对需要美学修复的患者，一个好牙医不会轻易建议你去做牙套，而是会根据你的实际需要来为你推荐合适的治疗手段。如果是贴面能够解决的问题，又何须多花钱、多磨牙地去做牙套呢？相反，如果问题比较复杂，需要做牙冠来改变排列、遮盖颜色，医生也不会给你勉强做贴面的。举一个简单的例子，一个病人上门牙外伤磕断做了杀神经治疗，同时门牙两边的牙也不美观但牙齿相对完整，那么医生多半会推荐你把磕断的门牙做牙套，而对于其两边的牙齿，贴面修复就足以解决问题了。而如果你选择了不当的机构进行治疗，很多情况下会存在过度医疗的问题，很多不需要甚至不适合、不能够做冠的情况，都被做了所谓的"美容冠"，一方面患者朋友的健康和金钱都受到了不必要的损失，另一方面，由于这些"美容冠"在很多情况下是违背了基本的医疗原则的，其长期的效果往往并不理想，后患无穷。很多无辜的朋友，仅仅是希望牙齿再完美一点、漂亮一点，结果却付出了沉重的代价。

另外再强调一点，对于排列不整齐的患者，最理想的美牙方式是正畸治疗（参见第十二章），或者先进行正畸治疗再进行贴面修复，从而避免磨牙很多的牙冠修复。

🦷 像装修"贴瓷砖"一样的"贴面修复"

很多人可能都不理解贴面是怎么一回事，它是如何固定在我们的牙上来改善美观的呢？举个最通俗的例子，贴面修复跟平时家里装修"贴瓷砖"很像。贴瓷砖时首先要将毛坯墙面凿毛，而贴面修复之

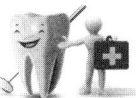

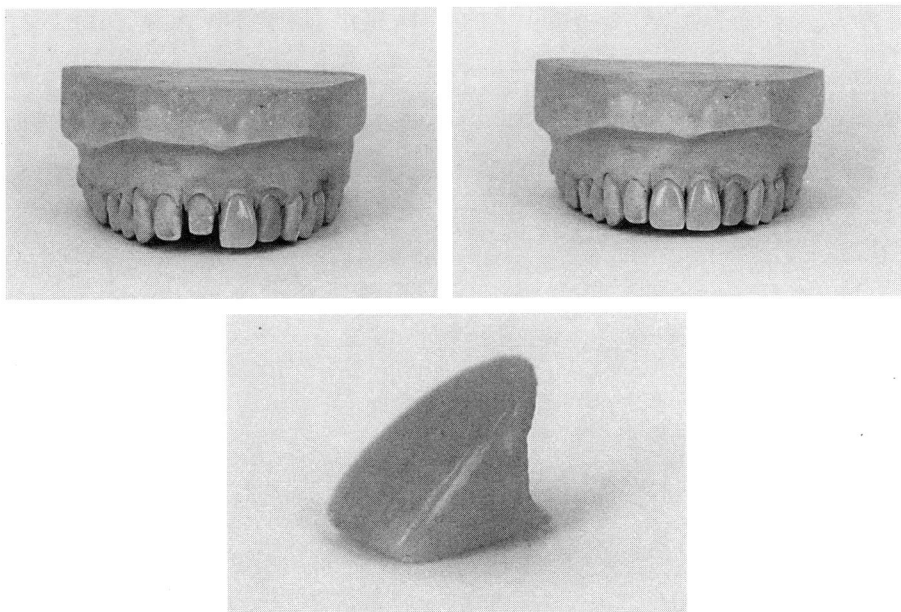

▲图 11-1　全瓷冠

前一般会磨掉一薄层牙齿。接下清理干净灰尘碎渣，在墙面铺上水泥浆，同样，要在牙表面涂粘接剂，同时在瓷砖/贴面内表面抹上粘接剂，将瓷砖/贴面固定在墙面上/牙面上，压实，对位。最后清除多余水泥/粘接剂，就大功告成啦。

"贴面"结实吗？

很多人会问医生，贴面结实吗？会不会很容易掉？能用几年？还是拿瓷砖做比喻，薄薄的瓷砖在粘到墙上之前是很脆弱的，需要小心的搬运，但一旦瓷砖（贴面）依靠水泥（牙科粘接剂）牢牢地粘到了墙上（牙齿上），那么瓷砖（贴面）就和墙壁（牙体组织）形成了一个整体，它的抗断裂能力被大大增强，即使我们用力用拳头捶，也不会有破碎的问题。但在这里，我们需要正视的一个事实是：贴面修复的成功率不比牙套低。但是任何事情都不是绝对的，医生也很难给你保证贴面百分之百的成功率。那么临床贴面修复的成功率究竟是多少呢？下面 组数字将有助于大家对这个问题的理解：有学者研究过，191 例瓷贴面 10 年以上的完好率可达 91%。这说明瓷贴面是可以满足临床长期使用需要的。通常情况下，瓷贴面修复体的平均使用寿命在 8~10 年左右。

不管做了哪种修复，吃东西都要注意

不管是贴面还是牙冠，都是义齿，也就是俗称的假牙。它和我们的真牙还是有差别的。虽然牙医在"造假"过程中会尽量使这个"假"逼真且结实，但假毕竟不能成真。贴面也好，牙冠也罢，都需要您正确地使用，细心地维护。所以，过硬、过韧的食物，像榛子、松子这一类的坚果，还有螃蟹、小龙虾这一类的海鲜和不好咬断的肉类和蔬菜，千万不要勉强用你的牙冠或者贴面去硬咬或撕扯，这很可能让它们不堪重负而早日离你而去。这种时候，如果你想大快朵颐的话，不妨让手来分担一部分任务，砸一下、敲一下、切一下，既享受了美食又保护了牙齿，皆大欢喜。

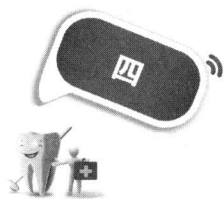

四

能不磨牙就把牙做好看吗？

"薄贴法"——微创贴面或无创贴面

在早期的贴面修复中，第一个步骤就是将牙齿磨除一薄层。很多

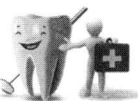

人非常心疼，觉得"身体发肤，受之父母，不敢毁伤"，但在当时也没有更好的办法。近年来，随着材料技术的更新，聪明的学者、医生们研究出了解决之道：微创贴面或无创贴面。这种贴面只需要磨除非常少量的牙齿或者根本不磨牙齿就可以在口内镶上贴面，受到了患者极大的追捧。

拨开商业宣传的迷雾看"超薄贴面"

在商业口腔诊所遍地开花的情况下，人们开始接触到越来越多的美学修复方面的商业宣传，"超薄贴面"通过一些广告创意、宣传修饰之后，显得很神秘，让人们如雾里看花般分辨不清其真实的本质。其实，这些所谓的"超薄贴面"并不是什么神秘莫测的治疗方式，也不是近三年五载才发明的高超技术，更不是某些医生、某些部门专有的技术。拨开这些商业宣传的迷雾，你就会发现，这些就是口腔美学修复里面的微创贴面或无创贴面。我们要告诉大家的是，微创贴面或无创贴面有着严格的适应证，这项技术也有它的局限，并不是都是优点，也不是所有的病人都适合做这种美学修复。所以，在您选择之前，还是要跟医生好好沟通。只有严格把握适应证，才能为后续治疗的成功打下基础。

微创——美容修复的发展方向

"微创"式的美学修复是这个学科的发展方向。一方面，微创治疗更符合患者的心理需要，另一方面微创治疗也符合临床的爱伤观念和牙医学的发展方向。在追求一口美丽健康的牙齿的同时，最大限度保留患者自身牙齿是患者和牙医共同的愿望，也是更加理想治疗效果的保证。

五

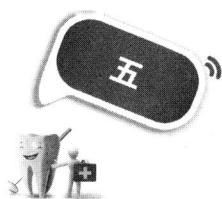

能当天就把牙变漂亮吗？

美牙需要设计，不要太心急

"时间少，工作忙，事情多，我能在一天之内就把美牙完成吗？"很多患者在咨询的时候都会问医生这样的问题。对于这种情况医生们基本都会表示理解，在当今社会极快的生活节奏下，能在最短的时间内达到最好的治疗效果不仅是患者的希望，也是医生的追求。但是，美牙治疗的前期设计是非常重要的，其重要性甚至高于后续的做牙过程。一个完美的设计方案恰恰是需要医生综合多方面的专业知识并结合患者的个性化特点反复研究而得出的，是美牙治疗的核心所在。所谓"磨刀不误砍柴功"，相信聪明的你一定明白其中的道理。

规范的治疗，健康是基础

规范的治疗都是建立在健康基础之上的。在进行美学修复之前，患者要做哪些准备呢？除了确保自己的血压、血糖、凝血功能、心脏功能等全身系统性健康指标合格，口腔内的健康也非常重要。口腔内健康主要包括没有黏膜疾病、牙周病，咬合关节病，要做美学修复的牙齿没有明显的牙体问题（主要是没有虫牙），这些都是需要在进行美学修复之前解决的。否则，任何被忽视的细节都可能为将来的美学修复埋下隐患。所以，如果医生建议您在美牙修复前进行补牙、洗牙

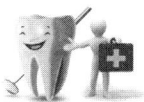

等治疗，千万别嫌麻烦，这是在为您的美牙大厦打地基呢。反倒是在你还有牙痛、牙龈出血的时候，大夫不停地建议你"美学修复"，那么你就要多一个心眼了。

美牙修复，当天完成是可能的

看了前面的内容，也许有人会觉得做个牙怎么这么麻烦？就不能一次弄好吗？聪明的科学家和医生们已经帮您解决这个问题了：通过现今的椅旁 CAD/CAM 技术，可以在一天之内完成从磨牙到戴牙的全过程，实现"一日美牙"。如此，您还觉得美学修复麻烦吗？当然，椅旁 CAD/CAM 技术也是有它的适应证的。首先，治疗前的设计非常重要，医师需要具有更高的水平和经验，才能够更快地达到理想的修复效果。

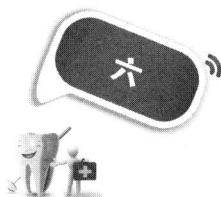

六

美牙后需要注意什么？

维护好口腔卫生对美牙修复非常重要

做了美牙修复的患者是不是戴完牙就可以什么都不管了呢？当然不可以！即便是口内没有修复体，维持好口腔卫生也是非常重要的，何况还做了假牙呢？有些做了全瓷贴面或者全瓷冠的病人在五年、十年的时候发现边缘露出来了，不美观了，这是为什么呢？造成这种问题的罪魁祸首就是口腔卫生不好造成的牙龈退缩。那么如何控制牙周炎呢？第一，每日保持自己的口腔卫生，养成早晚刷牙、使用牙线的口腔卫生习惯；第二，定期去看牙医，有问题早发现早治疗，这样不仅省时、省钱，治疗效果也好。

大闸蟹是美牙修复体的第一克星

"终于把牙齿做好了，我现在要好好犒劳一下自己，来顿海鲜大餐怎么样？"很多人做好了牙齿之后都会有类似的想法，如果你在医生面前说了这话，医生一定会很强烈地告诉你：万万不可！切记：大闸蟹是美牙修复体的第一克星！这里的"大闸蟹"可不是单单指你平时餐桌上的大闸蟹，而是像大闸蟹这样一类坚硬的食物。美学修复基本是全瓷类材料，这类材料生物相容性好，硬度大，优点多多，但是最忌讳的就是咬大闸蟹这种硬碰硬，极易造成材料的崩裂。就像陶瓷刀，欺软怕硬，就怕砍怕磕碰。

不要追求"一劳永逸"，定期检查维护，有问题及时处理

最后要提醒大家的是，医生做出良好的设计，完成高质量的牙科治疗仅仅是完成美牙治疗的一部分。最终的成功还是需要您定期到医院检查维护，如果有问题及时处理，千万不要有"一劳永逸"的想法，像定期车辆保养一样定期给你的牙做个检查吧！

（王　莹　许桐楷　师晓蕊）

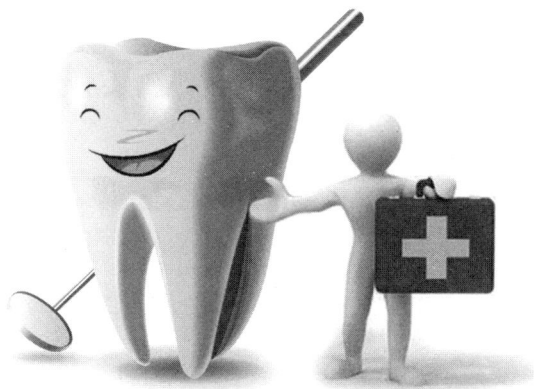

正　畸

在本书第三章中已经对正畸进行了简单介绍，在这章我们将重点讲述各位比较关心的正畸问题以及各种正畸用矫治器。

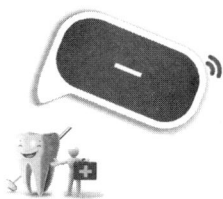

牙齿不齐会遗传

牙齿不齐有一定的遗传倾向

如果父母牙齿不齐的话，孩子牙齿不齐的可能性会比较大。所以，父母牙不齐更要关注孩子的牙齿。

🌀 环境因素

但是遗传因素之外，后天的环境因素以及不良的口腔卫生习惯也可能造成牙齿不齐。环境因素包括两个方面：一是先天因素；二是后天因素（包括不良习惯和替牙障碍）。所以在孩子的成长过程中家长一定要关注孩子的牙齿发育。

先天因素 妊娠期妇女的健康与营养状况、全身性的疾病及家族遗传疾病，胎儿发育障碍及缺陷等均可引起牙颌畸形。

后天不良习惯 咬唇、吐舌、张口呼吸、咬异物、偏侧咀嚼、托腮、吮手指和俯卧睡眠等不良习惯都会影响口腔颌面部正常发育。

替牙障碍 孩子在换牙过程中，如果乳牙不到换牙年龄过早脱落或到换牙年龄迟迟未脱，导致恒牙早萌或萌出推迟容易引起牙颌畸形。

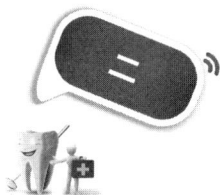

牙齿矫正的原理

人的牙槽骨有个很重要的特点的就是终生都在改建，所以这也是矫正可以在任何年龄做的生物学基础。然而年龄越大，骨代谢也越缓慢，改建的速度会降低。当牙齿瞬间受力，可以发生一定的位移，一般不超过 1mm，这是由于牙齿受力后牙周膜和牙槽骨发生形变。

在正畸过程中，持续轻力作用于牙齿，传导到牙周膜，引起牙槽骨改建。持续的轻力使牙齿所移动方向上受压的牙槽骨吸收，而张力侧的牙槽骨沉积，牙齿随之移动。随着牙齿在颌骨内的移动，患者可能会感觉到牙齿疼痛或者牙齿松动，但是随着颌骨对这种改变的适应，这些症

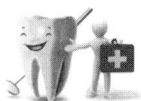

状也逐渐消失。由于成人骨代谢比青少年慢，因此其牙齿的移动就需要更长的时间。牙齿移动侧牙槽骨吸收，原来所在位置新骨形成，在保持原有牙齿形态不变的前提下，重排牙齿的位置，这是矫治的基本原理，是为了口腔达到平衡、稳定和美观的终极目标，机体发生的美妙生物学变化。

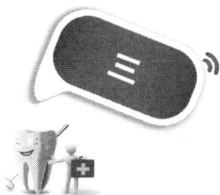

小孩多大可以做牙齿矫正？

在谈正畸之前，大家需要理解一个概念——错𬌗畸形：简单地说就是指牙齿排列不齐，上下牙弓间的𬌗关系异常，颌骨大小形状位置异常，不仅影响孩子的面容美观，也会影响吃东西、说话，甚至影响孩子的心理健康。牙齿矫正专家提醒家长：应该注意观测孩子口腔习惯，如发现孩子有咬铅笔、吮指、咬唇、吐舌等不良习惯，要及时纠正，防范错𬌗畸形。没有提前采取措施的要抓准时机矫正。那么小孩多大可以做牙齿矫正呢？

乳牙期阶段（4~5 岁）

该期主要适用于乳牙反𬌗（地包天），早期牙齿矫正有利于上颌骨发育，防范恒牙反𬌗。如果孩子有伸舌、咬唇等不良习惯，在这个阶段可以得到纠正，防范错𬌗的发生。

替牙期阶段（女孩：8~10 岁；男孩：9~12 岁）

在替牙阶段如果发现孩子有咬唇、伸舌、前伸下颌等不良习惯，以及面型异常和牙齿排列异常等情况，应及时到医院找专业牙齿矫正医师检查，确定是牙性、功能性还是骨性错𬌗畸形，明确治疗方案。

恒牙期阶段（女孩：11~14 岁；男孩：13~15 岁）

此时，孩子的牙齿已替换完，骨骼基本定型，一般常见的错𬌗畸形在这个阶段都可以得到很好的治疗。

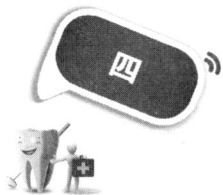

矫正前都需要拔牙吗？

"医生，正畸需要拔牙吗？"这是正畸咨询时孩子和家长最经常问的一个问题。需要您理解的是：每个人的情况都不一样，需不需要拔牙要经过医生的严格测量和设计，不能一刀切。千万不要觉得："人家某某正畸都没有拔牙，为啥要让我拔牙？"

还是先要给大家讲个概念：拥挤度，表示牙列拥挤严重程度的一个指标，指牙列中所有牙齿牙冠宽度之和与现有牙弓长度之间的差值。拥挤度 = 所有牙的宽度之和 - 牙弓宽度。

牙列拥挤是最常见的错𬌗症状，约占错𬌗畸形的 70%。一般而言，轻度拥挤（拥挤度约 2~4mm），可采用增加牙弓长度或宽度的方法获得有限间隙而不需拔牙矫治；中度拥挤（拥挤度约 5~8mm），多数病例应采用拔牙方法解除；而严重拥挤（拥挤度达 8mm 或以上时）则应进行正畸拔牙才能使矫治成功。

专业正畸医师会根据自己的临床经验，结合拍照、X 线片头影测量分析、模型分析、病史询问，经过反复讨论综合设计，最后确定是

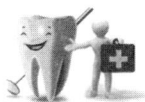

否需要拔牙。需要大家理解的是，医生关于拔牙的考虑是非常慎重的，会充分考虑患者心理承受力，尽可能不拔牙，可拔除坏牙时不拔健康牙。当然，即使拔牙也不用担心，医生在治疗过程中会将拔牙间隙完全关闭，矫治结束后不会留下空隙，更不需要镶假牙。

正畸拔牙的目的是为了建立良好的咬合关系，提高咀嚼效率，同时还可以改善患者的侧貌形态和面型，使您拥有更完美的容貌。

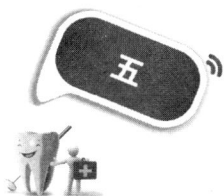

五

成年人也可以正畸

以往认为口腔正畸只能针对青少年，成人就不能再做牙齿正畸了，这种说法实际上是一种误区。实际上年龄并非影响矫治的唯一条件，能否进行矫治与患者的口腔健康状况、牙周条件和矫治技术更密切相关。随着社会的发展，越来越多成年人出于社会、职业、美观需要而走进正畸科。在美国，约有 25% 的正畸患者为成年人，我国也呈现上升趋势，目前随着矫治技术的进步，甚至 50~60 岁的成人正畸也不少见。为适应成人的要求，美观和隐性矫治器在临床广泛应用，如透明托槽、舌侧托槽矫治技术、无托槽矫治技术等。

成人正畸治疗的特点

时间 成年患者生长发育已基本完成，牙槽骨改建比较缓慢，牙齿移动相对慢一些，所需要的治疗时间较长。

口腔疾患及其他全身病 随着年龄的增长，患者可能有牙齿其他疾患，如龋病、牙周病、缺牙、牙齿磨耗、残冠、残根、口内不良修复物、颞下颌关节疾病等。因此，成人正畸有时还需要口腔其他专科医生的配合治疗。

技术要求　成人患者无法像青少年患者那样利用患者自身生长发育潜力进行生长改良治疗，对正畸治疗有较高的技术要求。除了常规的正畸矫治，对于中、重度的骨性错𬌗畸形，单靠移动牙齿不能达到理想的效果，需进行正畸 - 正颌联合治疗。

美观　成年人由于职业、心理因素和其他社会活动的影响，对矫治器的美观、治疗效果有较多的要求。常选用舌侧固定矫治器、陶瓷托槽、无托槽矫治技术等不影响美观的矫治装置。

成人正畸注意事项

成年患者往往伴有其他口腔疾患，因此在开始的治疗计划制订过程中，应充分考虑牙体、牙周的健康，充填所有可保留的患牙。有牙周病的患者应通过系统的牙周治疗，牙周病得以控制后再进行正畸治疗。

成年患者没有正常的生长潜力，只能移动牙齿，采用代偿性矫治或正颌外科来矫正骨骼畸形，因此牙齿承受矫治力强度也会变小，有较多的牙根吸收的风险。

成人正畸的作用

成人配合程度高，牙齿矫正效果好，正畸可以排齐牙齿、改善侧貌。

正畸能清除咬合创伤、解除咬合干扰，改善咬合功能。

为修复义齿做准备。

正畸治疗还会促使牙周组织的再建，改善牙周状况。

六

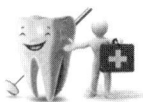

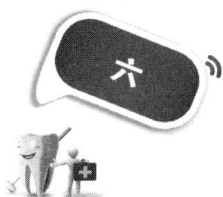

矫正是一个长期工程

正畸是个时间比较久的事情，相信各位读者都明白这一点。一般来说，正畸矫治的时间在 2 年左右，但由于每个人的牙齿畸形程度不同，治疗的时间也会不同。特别是成年人矫正的时间差异较大，从一年到几年的时间都是正常的。对于一般治疗，只要您与正畸医生合作良好，按时就诊，保持口腔卫生、健康，保持矫治器不损坏，那么正畸的时间就会大大缩短。矫治完成后需要再戴保持器一段时间，一般也需要 1~2 年，特殊病例需要更长时间甚至终生保持，医生会根据患者具体情况决定保持的时间。如果不保持，牙齿会出现复发，所做的努力就前功尽弃了。

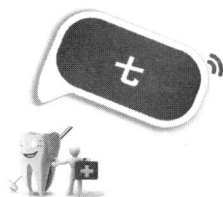

七

活动矫治器——方便摘戴

牙齿正畸活动矫治器是医生和患者都能摘戴的一种矫治器，它除了和牙接触，还和口腔黏膜表面接触，多用于乳牙期和替牙期的青少年患者。

佩戴注意事项：

坚持戴用矫治器，一般活动矫治器除了吃饭时都要戴，吃饭前摘下来放杯子里，吃完饭漱口后再戴上。

自己不能随意掰动矫治器。

矫治器不戴时应放入盒子里或浸在水中，不要直接放入口袋里以免压坏。

矫治器只需每日用清水冲洗，不能用开水冲洗，否则会烫变形。

如发现矫治器有坏的地方，不要自己乱弄，要找医生修理。

八

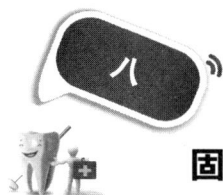

固定矫治器——最传统的矫治器

固定矫治器，顾名思义就是固定在嘴里患者不能自行拆下的矫治器。一般由带环（或颊管）、托槽和弓丝三部分组成（图 12-1）。

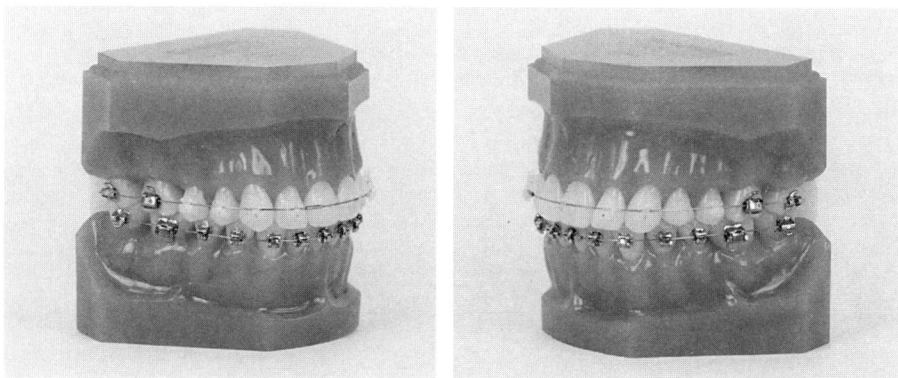

▲图 12-1 传统正畸托槽

医生根据不同的矫治阶段和具体的矫治目的，选择相应的矫治弓丝，弓丝被插入带环的颊面管并结扎在所有的牙面托槽上，弓丝的弹力就会成为矫治力而排齐牙齿。

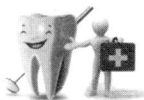

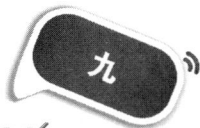

九 功能性矫治器——处于生长发育期的孩子用

功能性矫治器主要适用于口面肌肉功能异常所引起的功能性错𬌗畸形和早期的骨性错𬌗，主要使用对象为处于生长发育期的孩子，乳牙期和恒牙早期也可以使用。

功能性矫治器是可摘戴的，它不对牙齿产生力，在口内的固位一般也不严格，它主要通过改变口面肌肉功能来促进颌骨发育和颅面生长，从而矫正形成中的错𬌗畸形。

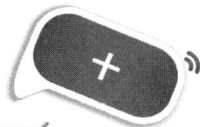

十 隐形矫治器——追求美观的首选

什么是隐形矫正

顾名思义，指在口腔正畸过程中矫治器无明显暴露的一类矫治器，所以叫隐形矫正。它既达到了矫正牙齿的目的，同时极大地满足了更多成人患者对矫治器美观性、隐蔽性和便捷性的要求，受到越来越多人的青睐。

适用人群

隐形矫正比较适合演艺界、模特、律师、教师、公务员等对美观要求较高的职业和爱美人士；也很适合经常做运动的青少年和运动员、舞蹈演员，杂技演员等，因为它可以避免唇部的损伤。

隐形矫正的分类与优点

隐形矫正分为两大类：包括无托槽隐形矫正和舌侧矫治技术。

无托槽隐形矫治器　近几年才出现的一种美观、卫生、方便的矫治器，用一种无色透明的弹性材料制成，可自行摘戴，不使用托槽和弓丝，因此又称无弓丝矫治器（图12-2）。无托槽隐形矫正有以下优点：

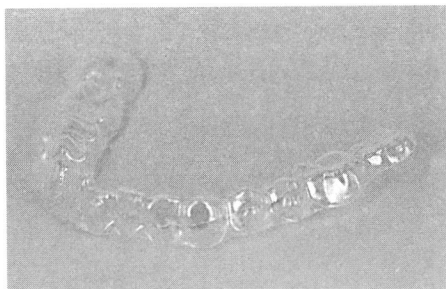

▲图12-2　无托槽隐形矫治器

美观，口内看不见托槽；

卫生，可自行取戴，患者方便维护口腔卫生；

舒适，矫治器紧贴牙齿，不刺激口腔软硬组织；

矫治器不影响吃东西，降低了龋齿、牙龈炎和牙周炎的发生几率；

可进行其他辅助治疗（如牙齿漂白等）；

就诊时间短，节省患者和医生大量时间。

舌侧矫治技术　将特殊设计的托槽粘于牙齿的舌侧进行矫治。由于托槽、弓丝均在牙齿的舌侧，唇颊面的牙面与常人无异，完全不妨碍患者的日常生活与社会活动，达到了美观的效果。舌侧隐形矫正有以下优点：

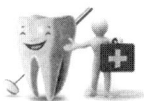

结果可视化：个性化舌侧隐形矫治器在生产前，医生确定矫治方案，排出石膏模型，再进行数字模型排牙，在制作之前事先了解成型后的效果。

精确尺寸：舌侧隐形矫正的托槽和弓丝均为原装进口，弓丝与槽沟之间可以达到完美的匹配。

几乎无痕迹的外观：佩戴在牙齿的内侧，在外观上几乎看不到托槽钢丝。

方便安装：矫治器戴在口内之前的复杂工作都在模型上完成，带入口内的操作非常简单。

个性化底板：矫治器托槽底板按照患者牙面的不同情况在计算机中进行精确的设计，定位精度高，托槽底板与牙齿舌侧面非常吻合，底面采用编织网纹，粘接力高。

隐形矫正的缺点

费用都相对较高；

对复杂的错𬌗畸形治疗效果不佳；

舌侧矫正第一个月对发音有影响，加强练习后可以基本改善并适应；疗程比普通正畸长 2~3 个月左右，主要是因为有一个适应期。

注意事项

刚带上矫正器后嘴里会觉得不舒服，如牙齿酸痛、黏膜损伤、溃疡等，一般在三天到一周左右便能缓解或消除。如果剧烈疼痛则是不正常的，要及时复诊；也有极少数患者不能耐受矫治初期的痛苦，不得不拆除矫治器。

舌侧隐形矫治器由于放置在舌侧，在治疗初期患者可能会说话不

179

清楚，一般 1~2 周病人就会慢慢适应，说话恢复正常。

尽量少吃太硬、太黏的食物，不要吃甜食，不要使劲啃东西，吃水果时可先切成小块。

严格维护口腔卫生，认真刷牙，配合使用牙间隙刷，饭后漱口，定期口腔检查。

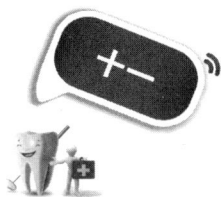

正畸治疗后需要长期保持

世上万物都在不断的发展变化，正畸治疗后的牙齿也不例外，因此需要患者佩戴保持器来尽量减少或避免牙齿位置的不利变化。

保持的原因

正畸完成后牙齿移动到新的位置，牙周组织的改建没有完成，会带动牙齿回到原来的位置。

正畸治疗改变了牙齿、牙弓或颌骨的位置，破坏了口腔内外肌肉的平衡，新的肌肉平衡尚未建立。

上下牙齿咬合平衡尚未建立。

患者生长发育。

保持器通常需要配戴 2 年以上

在口腔正畸治疗完成后，口腔正畸专科医生会根据每个患者的具体情况，制定个性化保持计划，要求患者配戴保持器。一般来说，保

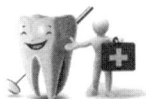

持器通常需要配戴 2 年以上，第一年全天戴用，只有在进食、刷牙或重要社交活动时取下，第二年开始只要求每天晚上睡觉时配戴，在接下来半年，改为隔天晚上配戴，直到牙齿在新的位置上适应稳定为止。如果保持器出现损坏，需要及时到医院修理或更换。

哪些患者需要永久或半永久保持呢？

对下牙弓进行扩弓矫治的患者，即原来下牙列拥挤又没有拔牙的患者。

上下前牙散在间隙较多的病例，在间隙关闭后，可能需要永久保持。

严重扭转或唇舌向错位牙矫治后，尤其是成年患者。

（王秀婧）

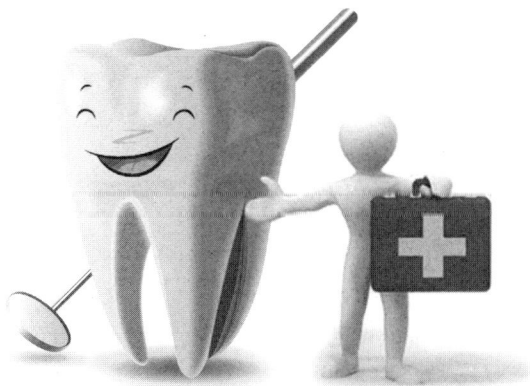

第十三章

儿 童 牙 科

一

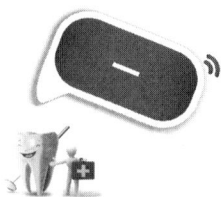

小孩从什么时候开始刷牙

⚙ 一开始长牙就应该开始清洁

　　现在每个中国家庭一般只有一个或者两个宝宝，孩子的健康问题是家长最关心的事情之一。很多带小孩来看牙的时候都会问："医生，我该什么时候给小孩刷牙？两岁？三岁？"作为儿童口腔科医生，经常还被问到这样的问题："大夫，孩子还需要刷牙吗？刷牙会把牙刷坏吧？"或者"您说一天刷牙2次，我们每次吃完东西都刷是不是更好？"这两种极端都是不对的，但这两种极端的看法却占据了多数人的头脑。

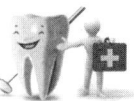

对于这些问题，我们可以明确地告诉家长：刷牙应该尽早开始，从长牙有牙齿开始就应该清洁牙齿，这是保证孩子牙齿健康的基础。

正确的清洁牙齿方法：当孩子长出第一颗牙开始，就用消毒的纱布或手绢蘸凉开水擦牙齿，反复擦拭把黏附于牙面的牙菌斑擦除，直到牙面恢复正常的光泽和颜色；同时擦拭牙床、颊黏膜和舌头，保持整个口腔的卫生。指套牙刷在1岁左右使用。当幼儿有成排的牙齿，即有4、5颗以上的牙齿长出，也可以选择硅胶刷毛的牙刷清洁牙面，这种刷毛比较粗、软，有手柄方便伸到口腔后部清洁后牙。有更多牙齿萌出后，应尽早改用尼龙刷毛的牙刷，这种牙刷刷毛细而多，可以清洁以上方法清洁不到的凹陷、牙缝或靠近牙龈的部位。带柄的尼龙牙刷有不同大小，可以根据儿童口腔和牙列大小选择适宜大小的儿童牙刷。

牙刷只是一个工具，刷牙的效果更多地取决于家长刷牙的力度、方向和时间以及是否面面俱到。在学习给孩子刷牙的过程中，家长可以使用各种干净的适宜工具，多让孩子体验参与其中的乐趣，多鼓励他们，和孩子一起努力保持口腔的清洁。当然，对于有些宝宝来讲，给他们刷牙确实很困难：在他们看来，刷牙是恐怖，就像洗脸、理发一样会让他们歇斯底里。父母应该理解孩子的这种恐惧感，慢慢引导孩子建立清洁牙齿的良好习惯，这种习惯能让孩子终身受益。

牙膏的选择要根据年龄

给宝宝选牙膏也是困扰家长的问题之一。为了不让各位忙碌的家长们更加头痛，我们就来明确一下该怎么给孩子选牙膏吧。

刷牙时是否使用牙膏或选择何种牙膏，应根据孩子的年龄决定。1岁前可以不用牙膏。1岁以后用可以吞咽的儿童牙膏，每次豌豆大小用量即可,这种牙膏是食品级,不含氟、合成洗涤剂、发泡剂、人工色素和研磨剂,即使被孩子少量吞咽也没有不良影响。3岁以后,或者孩子可以将口腔内残余牙膏泡沫吐出时,就应该选择含低浓度氟(0.06%)的儿童牙膏,这种儿童牙膏清洁力要强一些,也有防龋的作用。含氟牙膏用量以豌豆大小为宜,不可过多,防止儿童吞咽过多氟化物。6岁以后可以继续使用含低浓度氟的儿童牙膏,但家长一定要保证孩子没有吞咽牙膏沫。到12岁时,儿童就可以和成人使用一样的含氟牙膏了。

让孩子自己刷牙还是家长代劳?

这个问题让很多家长感到非常为难:让孩子自己刷吧,怕他们刷不干净;帮他们刷吧,又怕他们得不到锻炼。唉,家长真是天下最难做的差事!对于这个问题,家长可以这样理解:这是一个交接班的过程,先要帮助孩子,然后指导他们学习,最后才能把这件事交给他们自己完成。不过别忘了自己的监督角色哦。

3岁以前孩子动作协调能力不足,无法独立刷牙,这个阶段应该完全由家长替孩子刷牙。3岁以后可以让孩子开始尝试自己刷牙,培养他对刷牙的兴趣,养成早晚都必须刷牙的习惯,孩子刷完以后家长检查一下,通常再帮孩子快速刷一遍;可以采用面对面的姿势,孩子给家长刷牙,家长同时给孩子刷牙;也可以家长站在或坐在孩子后方,帮孩子刷牙;计时器或者沙漏计时器可以提高孩子对刷牙的兴趣;用生动的语言给孩子讲牙齿相关的故事,例如"小蓝脸和小红脸",能使孩子安静下来配合刷牙。千万不要采用比较强迫甚至暴力的方式让孩子被动接受刷牙,那样会让孩子觉得刷牙很无趣,甚至讨厌、拒绝刷牙。家长指导的宗旨是要让孩子知道刷牙是必须做的事情,并且能让自己更健康美丽。

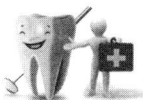

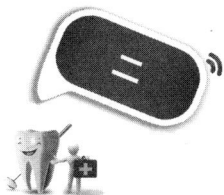

乳牙有问题也需要及时看

出生时就有牙需要找牙医

有些宝宝一生下来嘴里就有牙，这不是什么奇闻怪事，医学上称为诞生牙，需要找医生检查。诞生牙通常是由于乳牙过早萌出，牙根较短，表现为松动不结实；孩子吸吮奶头或奶嘴时诞生牙会造成舌头的破溃；过于松动时可能被婴儿误吞或误吸入气管，是比较危险的情形，所以如果发现诞生牙松动通常需要尽早拔掉。还有一种情况家长会比较担心：在数月大时，少数婴儿牙床上会长出一个或数个白色硬结，有的家长会试图用各种办法把硬结抠下来。这种像牙齿硬度的小结称为上皮珠，是一种皮下结构排出的结果，一般不需处理能自行脱落，抠的过程反倒可能引起感染。在此要提醒各位家长：如果不确定异常的组织是什么，最好不要贸然自行处理，应该寻求医生的帮助。

有口腔不良习惯最晚 3 岁前就医

幼儿有吐舌、吮指、咬嘴唇、口呼吸等不良口腔习惯时，最晚不超过 3 岁应该就诊。多数口腔不良习惯的养成与幼儿的心理需求不能得到完全满足有关。发现孩子有口腔不良习惯后，家长应该尽早通过向医生咨询、提醒或奖励等方法让孩子改掉。因为不良习惯持续的时间越长，对牙齿、口腔甚至颌骨产生的不良影响就越大，影响孩子的面容和发音咀嚼等功能。相反，如果不良习惯能够及早纠正，不良的牙齿改变会自然恢复正常，基本不需要其他的治疗。如果不良习惯在提醒和奖励治疗下仍然持续存在，可能需要一些矫治器治疗了。

养成定期检查牙齿的习惯

幼儿的牙齿结构和身体感知与成人有很大的差异，这就导致他们的虫牙有一些特殊的地方：

第一，幼儿容易长虫牙：因为他们通常不能很好配合刷牙，进食甜食的频率高（包括哺乳和喝奶粉），睡眠时间长缺少唾液的冲刷，乳牙牙齿结构没有恒牙坚硬，这些因素导致乳牙很容易长虫牙，需要定期检查。

第二，早期虫牙也没有症状：儿童的神经系统发育还不成熟，牙齿有虫牙或牙神经发炎时通常没有症状，不易为家长发现，难以做到家庭里的自我检查。所以更应该定期检查牙齿，这样才能做到早发现早治疗。

第三，定期检查牙齿可以在龋齿早期就进行治疗，避免发展到危害更大的牙髓炎和根尖炎阶段。并且早治疗的小充填体寿命比晚治疗的大充填体效果好、寿命长。临床医师发现，每半年就定期检查牙齿的儿童，比从不定期口腔检查的儿童的龋齿少。对于特别容易患龋齿的儿童，建议每3个月就检查一次牙齿。

有虫牙，越早治疗越容易

儿童长虫牙是比较常见的现象，如果发现孩子长虫牙了，原则是

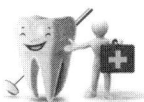

尽早治疗。千万不要抱着"反正将来要换掉，治不治无所谓"的态度，虽然现在大部分家长还是比较重视孩子的牙齿，但确实还有一些父母或者祖辈抱着这样的态度。早期虫牙没有症状，简单充填治疗（俗称补牙）就可以，充填时通常孩子也不会疼。虫牙不经过治疗会变深变大，慢慢会发展到牙髓，导致牙髓发炎或根尖组织发炎，有时会出现疼痛和肿胀，那时就需要进行牙髓治疗，俗称杀神经。牙髓治疗经常需要在局部麻醉下进行，增加了儿童不配合的可能性。如果牙冠全都龋坏变软，形成残冠残根或者病变影响到下方的恒牙胚，乳牙就无法保留需要被拔掉。为了避免牙齿缺失带来的不良影响，应该定期做牙齿检查，有问题尽早处理。

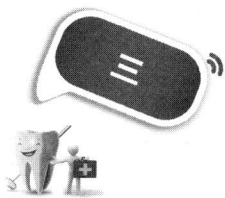

小孩哭闹还能看牙吗？

看牙时孩子哭闹有多种原因

面对在牙椅上哭的声嘶力竭的宝宝，可怜的家长们个个头如斗大。面对这种情况，该如何处理呢？首先我们要了解宝宝看牙不能或不愿配合是属于哪种情况。通常情况下不配合的孩子有以下四种分类：

第一类是"不听话"的孩子，他们不喜欢看牙是因为不愿听从成人的指令。

第二类是受过惊吓的孩子。他们可能有过不愉快的看牙经历，孩子无法克服这种恐惧，或者身体不好经常去医院，或者同龄孩子或其父母给他们灌输了一些恐惧的想法。

第三类是害羞和内向的孩子。他们相对比较胆小，不配合主要因为害怕。

第四类是有情感缺陷的特殊儿童。由于他们的心理问题以及情感障碍，这些孩子不能忍受牙齿治疗。

低龄孩子看牙，家长不得不面对在治牙过程中孩子哭闹这一令人苦恼的问题。哭闹的孩子看牙过程中家长是否陪同，儿童牙科医师会有个判断，一部分来自经验，一部分来自对孩子的观察。家长需要配合医生的安排，才能使治疗顺利完成。医生也会根据孩子的表现对家长是否陪同进行调整。这个过程需要家长和牙医共同努力。

不得不治疗的困扰

一方面孩子年龄比较小难以配合或者心疼孩子怕孩子受罪，另一方面龋齿进展很快，甚至家长自己能看到龋齿在快速发展，很想解决这一问题，这个困扰许多家长都有。这个困扰医生同样需要面对。通常医生会根据孩子的年龄、牙龄、龋坏程度、儿童的龋易感性等多个因素综合评价，决定治疗方案。研究显示 79.3% 的龋齿集中在 1/3 儿童，这部分儿童的龋齿非常多，如果不治疗必然影响孩子的口腔功能甚至全身的健康。

选择适合孩子的治疗方式

哭闹孩子的牙齿治疗是个难题，然而不管采用什么办法目的都是确保治疗的顺利进行。如果孩子的不配合行为是由于他对口腔治疗强烈的害怕或恐惧，那么家长和牙医有义务做一切可能的事情，以避免增加孩子的焦虑。这可能意味着推迟口腔治疗，或者是使用药物，甚至意味着在全身麻醉下进行口腔治疗。

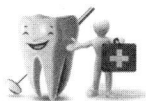

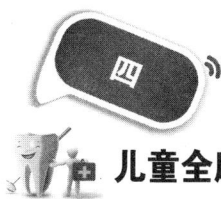

四　儿童全麻看牙是安全的，不影响小孩智力发育

全麻不影响智力

全麻是否会对孩子的智力造成影响是所有家长都关心的一个问题。目前的研究表明：全身麻醉下进行牙齿治疗不会对患者的身心发育和智力造成不利影响。家长需要明白的一点是：口腔治疗的吸入全麻是与手术全身麻醉有区别的。口腔科全麻只需要镇静，不需要太多的镇痛，更不需要肌肉松弛。这种办法起效快、复苏快，在门诊就能进行牙科治疗，不需要住院。目前口腔全麻方式是：患儿吸入笑气＋七氟醚的混合气体之后，几秒钟就能进入睡眠状态，同时静脉给予麻醉药维持，结束治疗前 15 分钟，停止吸入麻醉药物，患儿就能在结束治疗之后，苏醒过来。这种全麻吸入式为主，麻醉药的剂量少，副作用极小，患儿睡着和苏醒的速度快，无疼痛感。在实施全麻过程中，口腔医生、护士、麻醉医生等组成一个团队，保证每个环节都能"双保险"。

全麻前需要做全身检查

如果孩子要进行全麻下治牙，为保证孩子安全，治疗前家长一定要如实告知医生孩子有无慢性疾病，如哮喘、癫痫、高血压、先心病、食道裂孔疝、胃食管反流等疾病，以免治疗中发生意外。另外，要在治牙之前治疗这些疾病，直到内科医师确认能进行全麻治牙才行。

另外，全麻前需要进行几项简单的检查：血常规、尿常规、肝肾功能、乙肝表面抗原、丙肝、艾滋抗体、梅毒抗体、胸片。家长也不必担心记不住这些，在检查前医生和护士会给您一个单子，便于检查。

还有一种情况下孩子是不能进行全麻治牙的：小孩有呼吸道感染，伴有发热的系统性疾病的活动期。当然，孩子的体质差异是比较大的，能否即刻进行全麻下牙齿治疗手术，需要麻醉医生根据每个孩子的具体情况而定。

全麻治疗前后遵医嘱是保障安全的必要前提

全麻前后家长都必须严格遵循医生的医嘱，这是保障全麻安全的首要条件。首先，到儿童口腔科门诊进行初步检查，对需要治疗的牙齿拍摄 X 光片（全口牙齿曲面体层片或牙片）。其次，术前等待期间注意日常起居，尽量避免感冒、拉肚子，否则可能影响治疗按时进行。最后，接受全身麻醉的患儿应在治疗前禁食及禁水（包括清水、奶、半流食、固体食物）6 小时以上，头一天晚上吃点好消化的东西，以免孩子在麻醉时发生呕吐或误吸，出现呼吸道梗阻、吸入性肺炎，甚至危及生命。

宝宝终于从麻醉治疗室出来了，家长总算可以松一口气了。这里需要提醒家长：不要急于带孩子回家，这时他们须留院观察 2 小时以上，等医生确认没事了才能回家。在这段时间内，孩子可能会哭闹、躁动，可能是紧张害怕所致，家长不必过于担心，绝大多数孩子很快就不闹了。

当医生说您可以带宝宝回家了，这时一定不要光顾着看孩子的情况，一定要仔细听医生跟您讲的话，这是在教您这段时间如何照顾孩

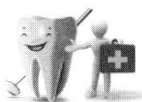

子，千万别走神哟。

离院回家途中孩子应尽量躺着，到家后确认孩子不恶心、呕吐才能喝点温水，再吃点稀粥，不要让孩子乱跑乱动，免得摔倒，确保看护孩子到第二天早上。

全身麻醉需要进行气管插管，有些孩子回家后可能会声音嘶哑，鼻咽不舒服，一般不用太担心，几天就好了。如果发炎了可以按医生的说法给孩子吃点消炎药。

因为一次治了很多颗牙，孩子可能觉得嘴里咬着不一样了，这需要孩子慢慢适应，家长也要在治疗后的前几天给孩子吃点软的、容易嚼的东西。

全麻治疗中有时需要加注局部麻醉药，术后孩子可能会觉得嘴里某一部分木木的，家长一定不要让孩子吸吮、咬抠这些地方，避免创伤性溃疡。

拔牙的患儿孩子在治疗当天不要进食过热或其他刺激性食物，不要漱口，避免出血，术后次日晨起再刷牙漱口。

最后，一定要按医嘱定期复查，并培养孩子良好的口腔卫生习惯，预防再发口腔疾病，这需要家长在日常生活中与孩子一起努力。

全麻治牙在国外和国内的开展情况

全麻治牙不是近几年才出现的新疗法，早在 1946 年就已经有应用记录，至今全麻已经广泛用于为儿童提供综合牙科治疗，尤其在英国、斯堪的纳维亚等地。在全世界范围内，有越来越多的孩子接受全麻治牙。其一是因为家长、牙医以及社会越来越认识到儿童龋病对儿童生长发育的不良影响以及强制下牙齿治疗对儿童身心发育造成不良影响，其二也是因为全麻技术日趋成熟、更加安全。

1999 年，北京大学口腔医院在国内最早开始儿童全麻治牙，在此后的十余年，全麻下牙齿治疗逐渐在全国展开。因为全麻治牙有着不可替代的优势：一次完成口内所有坏牙的治疗，非常适合不配合而且坏牙很多的孩子。而且到目前为止，国内没有一起全麻下牙齿治疗导致儿童失去性命的情况发生，证明了这种方法的安全性。

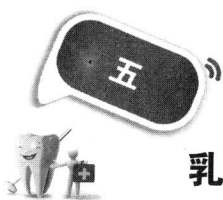

五

乳牙自己不掉需要到医院来拔掉

乳牙脱落的顺序

孩子长到一定年纪就开始换牙了，这是一个正常的成长过程，父母们不要太担心。相信看完下面的内容之后，您就知道孩子换牙时该怎么做啦。

乳牙脱落顺序有一定规律。我们把孩子的牙齿从前往后编号为ABCDE，上牙替换顺序为ABDCE，下牙为ABCDE。当然，这个顺序并不是绝对的，有些孩子换的顺序有些不一样，那也不是说孩子牙换的不正常。只要乳牙能适时脱落，恒牙顺利长出来，长齐了，就没问题。

引起症状的松动乳牙要拔掉

乳牙松了不一定都要到医院拔除，可以等它自己掉。但以下两种情况必须到医院拔牙：牙太松了孩子不敢嚼东西，时间长了会影响面部的对称；牙太松了不敢刷，导致牙龈感染、肿胀、化脓。

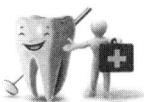

恒牙都长出来了，乳牙还没掉——怎么办？

遇到这种情况家长不要惊慌，各种情况都有对应的办法：

没有症状的松动乳牙可以等待其自行脱落；

有症状的松动乳牙应该尽早拔掉；

乳牙不松动时，恒牙位置比较正，可以等乳牙松些再拔或等它自己掉；

但如果恒牙长得不正，就要尽早拔除乳牙，给恒牙创造排齐的条件。

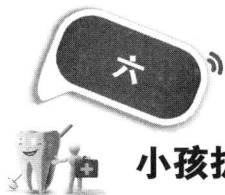

六

小孩拔牙后或者有牙先天缺失怎么办？

什么样的牙齿留不了了？

哪些情况乳牙就需要拔掉呢？一般有三种情况：一是乳牙已经剩下残根残冠没办法治疗和修复了；二是乳牙根尖周感染范围过大，经过根管治疗也治不好；三是乳牙的感染影响到了下面的恒牙。

拔牙后保持空位，给恒牙留地方

乳前牙缺失一般没什么影响，只要合理饮食，孩子会正常生长。如果孩子刚学说话发音就失去多个前牙，就有可能影响发音。但如果这个孩子已经掌握了语言技巧时，缺失少数切牙对发育影响并不大。如果家长或孩子比较在意前牙的美观，也可以选择一些过渡性的修复方法。

但是乳磨牙就不一样了。乳磨牙拔除后两边的牙会向中间移动，这样恒牙长出来就不齐了。因此乳磨牙拔除后通常需要制作间隙保持器保持拔牙的空隙，并戴用到对应恒牙长出来再摘掉。

先天缺牙怎么办？

先天缺牙也叫牙齿先天缺失，病因尚未明确。有学者认为与遗传有关，如果父母中有一方先天缺牙，其子女的先天缺牙率很高，甚至缺牙的位置都惊人地相似。非遗传的原因包括牙板（可以理解为牙的种子）生成不足，或牙胚（牙齿的小时候，还在颌骨里）增殖受到抑制。

乳牙先天缺失一般发生在前牙，可以不处理。恒牙先天缺失时，需要综合整个牙列情况进行评估设计，有时可以保留乳牙至脱落后再修复，或拔除乳牙后全口矫治，关闭间隙。

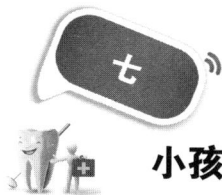

七

小孩的哪些不良习惯会影响口腔健康

吃手指

小宝宝一般都会吃手指，在他们还很小的时候是允许的。但如果孩子到了5、6岁还在吃手指，那就比较麻烦了。长期吃手指会导致

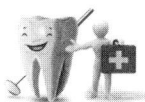

以下表现：前牙没有咬合接触，上前牙向唇侧凸，下前牙向舌侧倾斜，上颌缩窄，有俗称"龅牙"的倾向。

一般应该在孩子恒牙长出之前让孩子改掉这个习惯，大约有 2/3 的孩子在 5 岁前能改掉。孩子能自己改掉最好，自己改不掉家长也可以帮助提醒，或者用一些小技巧：在手指上缠纱布或创可贴；抹点可以吃的苦味剂；鼓励配合奖励等。如果以上方法都不奏效，但孩子和家长还愿意改掉这个惯，需要在 4~6 岁之间去医院治疗。给孩子在嘴里安装矫治器，也称不良习惯破除器，一般持续戴用 6~12 个月。

吐舌头

吐舌习惯多发生在换牙的时候，例如有松动的乳牙或刚萌出的恒牙，有些孩子常用舌尖去舔，慢慢就养成了吐舌头的习惯。长期吐舌头会导致前牙开𬌗，就是上下前牙咬不到一起。

咬嘴唇

最常见就是上前牙咬下嘴唇，长期这样会让上前牙前突，下前牙后倾。如果是下牙长期咬上嘴唇，造成的后果正好相反。此外，咬唇还会使嘴唇皲裂红肿。

口呼吸

孩子可能会因为扁桃体和腺样体肿大、过敏性鼻炎、感冒鼻子不通等原因，形成口呼吸。但是这种呼吸方式是有害的：由于张口呼吸破坏了口腔鼻腔气压的正常平衡，长期张口呼吸导致上牙弓狭窄，开唇露齿，面下部变长。所以口呼吸需要进行治疗。

磨牙症

磨牙症指孩子睡觉时咬磨牙齿。其原因可能是牙齿的问题，可能是身体的问题，也可能是心理的问题，也有可能查不出原因。偶尔夜间磨牙不需治疗；但如果长期磨牙，牙齿明显变短，则需要戴软塑料牙托来保护牙齿。

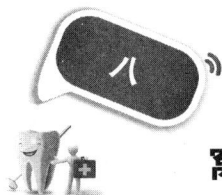

八

窝沟封闭是预防龋齿的好办法

窝沟封闭可以有效预防孩子长龋齿，这一点许多家长都有所了解。从 2005 年开始，北京市卫生局推出了免费为适龄儿童的六龄齿进行窝沟封闭的预防龋齿措施，国内其他大中城市也有开展。

刚长出的磨牙牙面有许多凹陷，称之为窝沟。这些部位矿化不成熟也难刷干净，特别容易长龋齿。窝沟封闭的原理是：把牙面处理后再用流动性材料填补、封闭了易被细菌腐蚀的窝沟，就像给牙面穿了一件薄外衣一样，起到预防龋齿的作用。

那么什么时候该给孩子做窝沟封闭呢？这要注意了，每个孩子做窝沟封闭的年龄并不绝对，一般来说第一恒磨牙在 5~7 岁，第二恒磨牙 11~13 岁，只要整个牙面暴露在口腔没有软组织覆盖就应该尽早进行窝沟封闭。

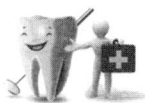

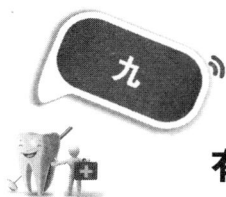

九 有效预防龋齿的方法有哪些？

控制含糖食物的摄入

家长需要明白，不只水果糖和糖块才是含糖食物，各种含有碳水化合物的食物比如奶粉、母乳、饼干、点心、巧克力和各种饮料等都是能导致龋齿发生的含糖食物。除了在数量上要少吃上述这些含糖食物，次数上也要尽量少。一次性吃5块糖与5块糖分5次间隔数小时分别吃进去，后者对牙齿的危害更大，因为这样会使牙齿持续脱矿。

母乳内含有大量糖分，所以妈妈们在母乳喂养的时候要按照要求经常清洁孩子的牙齿，在适当的时候添加辅食，减少没有规律的母乳喂养，更不能让孩子含着奶头睡觉。

婴儿白天、打盹、睡觉时都不应该含着装有奶或其他甜饮料的奶瓶作为安慰剂。如果喝完奶，婴儿仍要求吸吮，应用橡皮安慰奶嘴或者只装水的奶瓶。

每日清洁牙齿

按照本章前面讲的方法仔细刷牙、清洁口腔，是预防龋齿的最有效方法。

🦷 掌握口腔保健知识

到专业牙医处进行产前咨询、口腔卫生咨询、外伤预防咨询及饮食咨询，了解儿童各个年龄阶段的口腔疾病防护知识，对于孩子和整个家庭都非常有益。

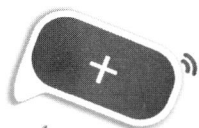

🦷 唇、舌系带过短有何影响？如何处理？

小儿舌系带过短，常表现为舌前伸时舌尖呈 W 型，舌上抬困难，在舌前伸时系带与下切牙切缘摩擦，可能导致创伤性溃疡。小儿先天性舌系带异常宜在 1~2 岁时修整。多数小孩的发音不准并不是舌系带过短所导致的，常与平时的训练有关。由于只有非常严重的舌系带过短才会显著影响到言语，因此只有在经过专业言语治疗师的评估和治疗后，才考虑施行系带切断术。

目前对上颌唇系带切断术采取了更加保守的态度。只有在唇系带是上颌中切牙间正中缝的致病因素时，才考虑施行唇系带切断术。这种情况直到恒尖牙萌出后才能确诊，因此不推荐在 11 岁或 12 岁之前施行上颌唇系带切断术。

（陈小贤）

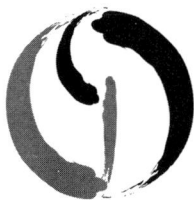

舒适美学牙科（CCD）：
满怀人文关怀的美学牙科思想

——专访北京大学口腔医学院门诊部培训中心主任刘峰

节选自《亚洲口腔医学》杂志，2014 年 6 月

2014 年 6 月 10 日下午，刘峰老师在 2014 Sino-Dental 第一届口腔材料与技术发展论坛上做了题为"舒适美学牙科理念"的课程演讲，舒适美学牙科理念是将经典牙科治疗与最新的前沿发展以及美学、人文等因素结合起来，提出的一种综合性的治疗理念。课程结束后，《亚洲牙科医学》杂志编辑与刘峰老师进行了进一步交流。

Q：刘老师您好，听了您的讲演，让我们对中国美学牙科的发展过程有了一个整体的概念，您是从什么时候开始关注美学牙科、经常进行这种授课的？最开始的时候国内在口腔美学修复方面的情况如何？

A：我关注美学牙科、做一些具体工作是从 2000 年前后开始的，第一次正式授课是在 2005 年，那也是 Sino-Dental 北京国际口腔展上，那次公开演讲的题目是"美学修复设计要点",在业界引起了不小的反响。当时国内在口腔美学修复方面相比国外差距很大,很多临床医生甚至对这个概念并不了解。

Q:经过这么多年的发展,当前"口腔美学修复"在国内临床实践中已较为常见,你认为目前在口腔美学方面国内外相比差异是否还非常明显呢?

A:因为我经常讲课,能接触到很多国内高水平的医生,我感觉现在国内高水平的美学修复医生与国外医生的临床能力差距已经不算大了,国内能做出漂亮修复病例的医生非常多,无论院校还是民营,都有很多非常优秀的医生。假如说有一个国际型的美学修复比赛正在举办,中国医生真的有极大的可能拿到好名次。中国牙医在高水平层面上与国外的差别并不大,但是在整体水平上与国外比较还是有一定的差距。在中国庞大的牙医队伍中,高水平层次的数量所占据的比例还比较有限,还有很多医生需要通过各种方法尽快提高自己的水平。

Q:从普通牙科治疗演变到提出舒适美学牙科,你自己是经历了怎样的过程?

A:在牙科治疗之中,我们通常会强调生物原则、机械原则、美学原则三大原则。在传统牙科治疗阶段的实际操作中,机械因素常常成为首要考虑因素,也就是修复体要结实、经久耐用,生物原则是次要考虑因素,也就是不要产生牙疼、牙龈肿疼等生物刺激,而美学因素是酌情考虑因素;进入到美学牙科阶段(Cosmetic Dentistry),很多医生会更多地考虑美学效果,在改善功能或保持功能的基础上,获得更好的美学效果;再后来,发展到微创美学牙科(Minimal Invasive Cosmetic Dentistry),这是在美学牙科的基础上,尽量降低对牙体组织和周边软组织的损伤,美学因素、生物因素和机械因素得到均衡考

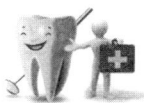

虑。我所倡导的舒适美学牙科（Comfortable Cosmetic Dentistry）则是在微创美学牙科的基础上，尽量保证就诊者的舒适程度，同时获得良好的功能效果和就诊者需求的美学效果，在生物、机械和美学三原则中融入了社会、心理、人文等因素综合考虑的结果。

Q：您能给我们简略地介绍一下"舒适美学牙科"的核心是什么吗？在诊疗中如何实践？

A：在治疗过程中读懂就诊者的需求，如何让就诊者觉得舒适，在保证健康和良好功能的前提下，同时获得他想要的美观效果，这是我们应当放在第一位的考虑因素，舒适与满足美观需求相结合是舒适美学牙科的核心理念。就诊者希望接受什么样的创伤？根据我的临床经验和思考，我认为如果可能，就诊者肯定希望没有创伤。就诊者的美学需求是什么？因人而异。所以我们医生要通过沟通，努力理解就诊者的需求。达到最合适的效果，使治疗过程最舒适，这就是最好的治疗。在尽量舒适的情况下去达到功能要求和就诊者的美学需求，就是我们最关心的问题。

看牙虽然不是享受，但尽可能让就诊者感觉到舒服，达到合理的功能，达到就诊者需要的美学效果，这比医生自己做出漂亮的病例重要得多。最为一名美学牙科医生，我会随时提醒自己，不要为了展示自己而增加就诊者的痛苦，我们应当在美学效果与身心舒适中寻求平衡。

Q：很多年来您一直都在做很多牙科教育工作，那您怎么看待牙医和牙科教育家这两种身份？

A：说我是牙科教育家那我可不敢当，我很乐于做一些教育工作，只是希望自己的理念得以传达，被更多人理解和接受，也希望通过自己的方式来让其他人少走弯路，使自己和他人都有所受益。通过我的努力，令中国的牙科行业能够更快地发展，会让我体会到存在的价值，我觉得这是非常有意义的工作。而牙医则是我的本职工作，我对牙医这个职业非常有感情，正如我的微信名称就是'牙医刘峰'。令就诊者获得舒适的体验和希望的治疗效果，我能从中享受到乐趣，实现自己的价值。

结语：从一位专业医师到知名教育家，刘峰老师始终在牙科领域奔跑着；"舒适美学牙科（CCD）"理念的提出，更是牙科治疗与人文关怀相结合的体现。在国内，已经有数千名医生现场聆听过刘峰老师的"舒适美学牙科（CCD）"；在未来，"舒适美学牙科（CCD）"的理念还将在国内外不断推广。我们期待着"舒适美学牙科（CCD）"能够代表中国牙科医生的思想被世界所认识，更希望这一理念能够促进中国口腔卫生事业和口腔医疗行业的综合发展与不断进步。

52检